一看就会！
椰子油原来这么用

今すぐ使いたい！ココナッツオイル

增强免疫力、燃烧脂肪、美发、美肌……

这里有风靡世界话题之油的全部真相

[日] 荻野 碧 著

杨 燕 译

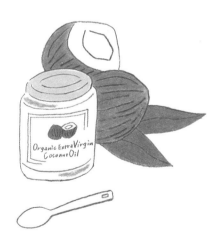

Organic ExtraVirgin
Coconut Oil

世界图书出版公司

上海 · 西安 · 北京 · 广州

图书在版编目（CIP）数据

一看就会！椰子油原来这么用 /（日）荻野碧著；杨燕译. 一上海：上海世界图书出版公司，2017.3
（2018.6重印）
ISBN 978-7-5192-2159-1

Ⅰ. ①一… Ⅱ. ①荻… ②杨… Ⅲ. ①椰子—植物油—饮食营养学—基本知识 ②椰子—植物油—美容—基本知识 Ⅳ. ①R151.5 ②TS974.1

中国版本图书馆CIP数据核字（2016）第291399号

责任编辑：陈怡萍
责任校对：石佳达

一看就会！椰子油原来这么用

[日]荻野 碧 著
杨 燕 译

上海世界图书出版公司出版发行
上海市广中路88号
邮政编码 200083
上海景条印刷有限公司印刷
如发现印刷质量问题，请与印刷厂联系
（质检科电话：021-59815621）
各地新华书店经销

开本：890×1240 1/32 印张：3.75 字数：105 000
2017年3月第1版 2018年6月第2次印刷
印数：4001-8000
ISBN 978-7-5192-2159-1/R·408
图字：09-2016-644号
定价：32.80元
http://www.wpcsh.com

序 言

　　大家好，我是荻野碧。我经营着一家公司，从事进口泰国椰子油和菲律宾椰子油到日本国内销售的业务，小小的办公室坐落在东京原宿站附近。

　　大家都知道椰子油吗？椰子油既好闻又好吃而且健康，风靡泰国、菲律宾等东南亚国家和美国。椰子油不仅可以食用，还可以用来护肤和美发。对椰子油着了迷的我为了能让更多人发现椰子油的魅力，每天四处奔走。

　　以前在日本几乎没人知道椰子油，最近因其"味道好""利于减肥""能美容"等特点，椰子油瞬间备受瞩目。

　　这对于走遍了椰子油原产地的我来说是件非常值得开心的事，但同时我也担心这会不会只是一时的流行而已。我衷心希望能借由此次热潮让椰子油永远深得人心，而不单单是流行一时。

为此我写下本书，献给不知道椰子油的，或者对椰子油略知一二的人，以及常用椰子油的人，帮助大家提升对椰子油的了解并增加相关知识。

在写本书时，我拜访了从事预防医学的佐野正行医生、妇产科医生对马琉璃子老师和特定疗法技师冈田久美女士，在医疗、美容方面做了归纳总结。此外，菲律宾的专家和农民也给了我很多帮助。非常希望本书能让大家对滋润我们生活的椰子油及其生产背景产生兴趣。

荻野　碧

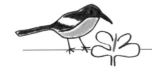

目　录

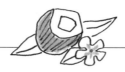

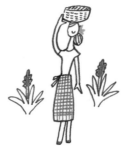

本书中的 "椰子油" 均指 "特级初榨椰子油(Extra Virgin Coconut Oil)"。通常取其英文字母开头，用 "VCO" 表示。

● 椰子油乃天然食材。也许有极少数人的体质无法适应。过敏体质的人请先确认后再食用。

● 如果是用于肌肤，以防万一，请先做皮肤过敏试验后再使用。

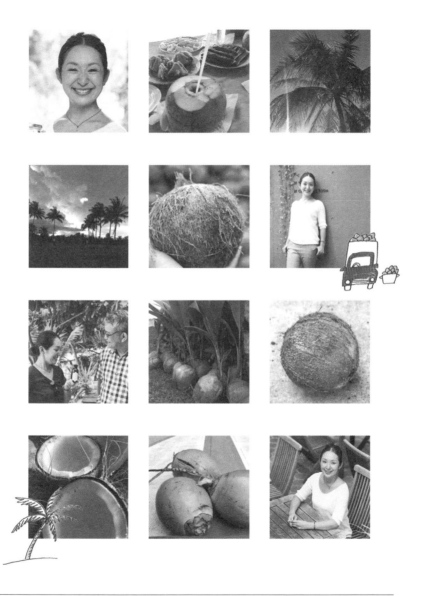

持续使用椰子油
对身体有六大好处

　　椰子油味道好又有益人体健康，近年来备受瞩目。在详细介绍食用方法、菜谱和各种用法之前，让我们先来看一下使用椰子油对身体最具代表性的六大好处吧！

NO.1　有益于大脑！

椰子油里富含的中链脂肪酸能为大脑提供能量，支持大脑活动。因而椰子油是能让人精力充沛度过每一天的补脑食物。

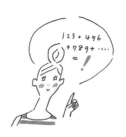

NO.2　提高免疫力！

椰子油富含具有杀菌消毒作用的月桂酸①，有助于提高人体免疫力。我每天晚上都会给我的孩子喝一匙椰子油，用来预防蛀牙和感冒。由于椰子油可以保护皮肤免受细菌侵害，因此还能预防粉刺。

---

① 英文：Lauric acid，虽属于饱和脂肪酸，但其心血管疾病风险比其他饱和脂肪酸要低。

NO.3 消除疲劳！

椰子油具有加快新陈代谢、增加脑力和体力的作用，因此可以让身体不易疲劳，并且能从疲劳中快速恢复过来。椰子油是维持每天活力不可或缺的超级食物。

NO.5 护肤、护发！

椰子油的保湿效果甚佳，能让肌肤水嫩、头发亮泽。涂抹后清爽不油腻，一年四季都可以用来护肤、护发。

NO.4 美容抗衰老！

椰子油富含具有抗衰老作用的维生素E。维生素E能抑制机体老化，对女性朋友来说可谓是可以吃的美容液。

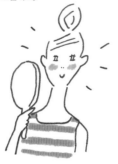

NO.6 帮助减肥！

椰子油能促进新陈代谢、消耗体内脂肪，使脂肪不易堆积。比起食用其他的油，食用椰子油更能提高新陈代谢。

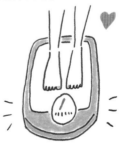

既缺乏专业知识又没有经验的 我认识椰子油的经过

刚接触到椰子油时，我是开点心店的

首先跟大家分享一下我对椰子油产生兴趣的契机。

时间回到 2012 年 7 月，那时我背着女儿在家附近的农产品市场销售自制的无添加小点心。某天，当我往面包上涂黄油的时候，突然感到心里有点罪恶感。我向来喜欢黄油，而且自打小时候起，自家冰箱里就常备有黄油，所以我做点心时一直理所当然地使用黄油。但是心里总是想着"黄油味道虽好，却并非有益健康的食物"。于是，我便开始寻找可以代替黄油的食用油。

我是想到就做的行动派。在网上查找黄油的替代品时，看到一个美国的博客，其中一篇博文中写到"用椰子油代替黄油，烤出来的点心味道更好"。当时的美国以自然主义者为主，椰子油已蔚然成风。我立马从美国买来了各种牌子的椰子油。尝试过直接吃，也试过代替黄油做磅蛋糕和曲奇饼干。做出来的蛋糕口感润滑，曲奇饼香脆酥口，总之都很完美。

椰子油不仅味道好，而且不含反式脂肪酸[①]。有报告指出，摄入反式脂肪酸会增加"坏"的胆固醇[②]。于是，我决定以后就用椰子油来代替黄油。

但是，有关椰子油的日文信息非常少。我想加深对椰子油的了解，想知道价格差异的原因在哪里，想了解制作椰子油的方法……为了解答诸多问题，我边翻辞典边做调查。

通过学习，我了解到椰子油里不仅不含反式脂肪酸，还含有母乳中也有的成分月桂酸。在实际使用后还发现：餐具上残留的黄油即便用洗洁精也很难洗干净，感觉黏糊糊的；而椰子油只需用热水就能清洗干净。我想，体内摄取黄油或椰子油后，必定也会产生一样的反应。想到这里，我愈发对使用黄油产生

① 英文：Trans fatty acids（简称 TFA），又名"反式脂肪"，被人们认为是"餐桌上的定时炸弹"。摄入过多会使血液胆固醇增高，增加心血管疾病发生的风险。
② 即"低密度脂蛋白胆固醇"，简称 LDL-C，含量过高容易导致心脑血管病变。

了抵触情绪。

前往产地看看！

椰子油味道好且有益健康，我便想用来制作点心，但日本的超市里几乎都没有卖椰子油。这对日本人而言实在太可惜了。这么想着，我便决定从国外进口椰子油到国内卖。可是，这种油大部分人几乎都不了解，我也没有食品行业的工作经验。尽管这么细细想来觉得心里很没底，但去超市看到食用油货架时，脑海里却清晰地浮现出椰子油被摆放在上头的样子。于是，我追随自己的直觉，开始寻找椰子油供应商。

首先，我看了一下从美国买来的椰子油，发现产地大多是菲律宾。于是我立刻给菲律宾驻日本大使馆打了电话，拜托他们介绍几家椰子油供应商给我。

然而大使馆始终没有给我回复。我怀着焦急的心情，订了前往菲律宾的机票。出发前，我在网上找了几家可能可以供货的椰子油公司。另外，朋友的公司在菲律宾有办公室，我便托朋友帮忙安排与几家椰子油公司进行洽谈。

别看我这样撒网式地寻找供应商，我对打算进口的椰子油还是有要求的。理想中的椰子油一定要取得日本有机 JAS^①的认证才行。

稍微说句偏题的话，我公司对所售食材和产品的选择基准是"是否会给自己孩子吃"。如果不想给自己宝贝孩子吃的，就没有销售的意义。和自己做的点心一样，我希望销售真材实料的椰子油。为了与联系到的几家公司负责人进行面谈，我立刻搭乘飞机去了菲律宾。

在菲律宾见了十来家公司的负责人，依旧没有遇到理想中的产品和工厂。这些产品没有一个是我想要给自己孩子吃的。正当我感到失望并打算无功而返时，偶然结识了 Bio Natural 公司。尽管该公司的产品价格高昂，可能不太适合用作食材，但是品质极佳。他们还热心地向我介绍了产品背景，让我对他们产生了信任。而且他们答应满足我想了解生产背景的愿望，于是我当场决定次月再度前往菲律宾，参观 Bio Natural 公司的农场和工厂。

---

① JAS，英文 "Japanese Agriculture Standard"，译为 "日本有机农业标准"，是日本农林水产省对食品农产品最高级别的认证。

希望大家都能拥有幸福

次月，我如约带着老公和女儿一同前往菲律宾薄荷岛，参观了 Bio Natural 公司的工厂和农场。后文会具体介绍 Bio Natural 公司。尽管该公司的产品价格很高，但品质也很好，而且把"为贫困阶层创造就业机会"这一企业理念付诸行动,让我深受感动。因此我下定决心，要把这个初榨椰子油带回日本。

可惜由于 Bio Natural 公司的椰子油是纯手工制作，价格贵且产量少，并不符合我想在零售商那里作为调理用油销售的初衷。因此我又开始寻找其他产品。借助某贸易公司的力量，多个国家的几家厂商都寄来了椰子油样品。其中就有一家来自泰国的公司，现在是我们主力产品"有机特级初榨椰子油"的

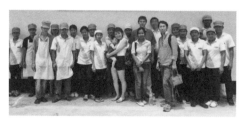

与有机特级初榨椰子油生产工厂员工的合影

生产商。初尝一口，我就深深折服于其纯粹且柔和的口感。之后去了工厂才知道，这个椰子油是通过独有的远心分离法榨取的，没有热加工过，因而风味极佳。

就这样，我结识了理想中的工厂，终于开始实施进口销售计划。

2013年春天，我开始销售椰子油等有机产品。之后的一年半时间里，为了让更多人了解并使用不含反式脂肪酸且有益健康的椰子油，我一直在努力推广。

Coconut Column

想更多了解椰子油！①

传授保存期限和保存场所等椰子油的最佳存放方法！

Q 椰子油的保质期有多长?

A. 开封前2年左右，开封后1年内用完

置常温阴凉处，开封前可保存2年左右，开封后1年内用完。椰子油抗氧化性强且耐高温，但掺了水或灰尘后易变质，所以要谨防异物混入，常温或放入冰箱保存。随着温度的不同，椰子油会反复地凝固或融化，但这并不影响品质。

Q 冬天椰子油凝固后变硬，难以使用……

A. 分装保存或置温暖处保存

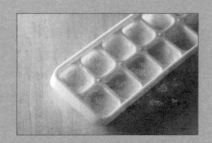

按一大匙的用量分装到制冰盒等容器里使其凝固，这样分装保存是为了便于今后使用。天气寒冷时，盖上盖子后放在室内温度较高的地方，凝固的椰子油就会变软，使用起来很方便。

第 1 章

结识了理想中的
椰子油生产厂商

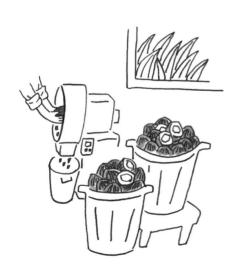

保护菲律宾特有椰子树的
Bio Natural公司教会我的事

为了开展椰子油的进口及销售业务，我一直在寻找生产厂商。直到2012年秋天结识了Bio Natural公司。这是家宿雾岛上的公司，在菲律宾各地拥有多家代替医疗的诊所。我从这家公司那里学到了很多。

首先是最关键的椰子油，该公司的椰子油味道好而且气味香。其次，海罗董事长倡导的"拓展贫困阶层就业渠道"这一经营理念及其实际行动深深打动了我。他们雇佣贫困者，并以一般交易价的双倍价格从小型农户处收购椰子。

为了雇佣更多的人，尽可能不搞机械化，主要靠手工生产。我被这家公司深深吸引，此后多次前往，并与他们分享了我的想法和目标。我告诉他们问题所在，多次交流以期达到能在日本销售的品质要求。

椰子油来源于椰子树，大家对椰子树知道多少呢？Bio Natural公司的生产总负责人刘易斯先生告诉我："椰子树发芽后

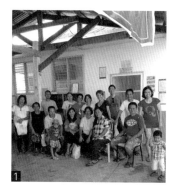
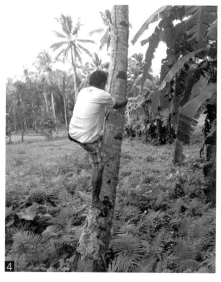
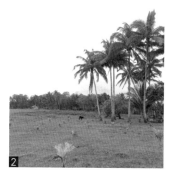
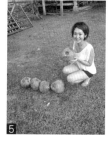
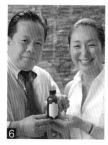
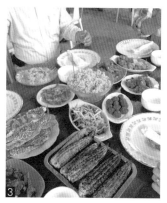

1 与小型农户们的合影。

2 辽阔的农场。

3 他们一直拿烤玉米等用椰子油烹饪的食物招待我们。

4 爬树摘椰子，尽可能用传统的方法操作。

5 拿着椰子的我。

6 与Bio Natural公司海罗董事长的合影。

五到六年结果，可生长七八十年。树龄小的矮个椰子树结大果实，树龄大的高个椰子树结小果实。因为随着树干长高，如果果实不变小一点的话，树就会被压倒。看着自然界的这种平衡，我觉得很美好很感动。"

然而遗憾的是，如今在菲律宾，为了提高收割的便捷性和产量，越来越多人开始种植改良品种的矮个椰子树。无视自然规律，只顾一味地追求人类的便捷，会对人体和生态环境产生什么影响呢？没有人去研究，相反地，追求便利性的研究却不断推进着。Bio Natural 公司对此感到担忧，不惜花费时间召集小型农户举办学习会，告诉他们保护当地特有品种的重要性。

Bio Natural 公司表示愿以一般交易价的双倍价格收购从当地特有椰子树上摘来的椰子，并在工厂提供工作机会，增加就业。这家公司爱护自然环境，重视人们，我非常乐意成为他们和日本消费者之间的桥梁。

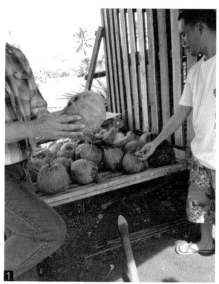

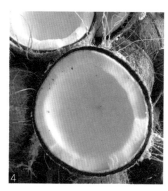

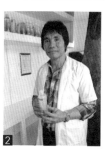

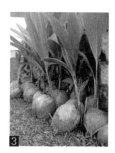

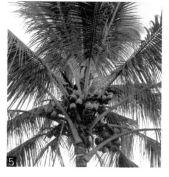

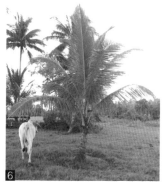

1️⃣ 通过把椰子砸向插在地面上的棒子来剥皮。

2️⃣ 生产总负责人刘易斯先生。

3️⃣ 椰子发芽后长成椰子树。

4️⃣ 成熟的椰子里有厚厚的胚乳。

5️⃣ 椰子树上结满了椰子。

6️⃣ 系在椰子树上的牛能吃掉杂草，同时牛
　的排泄物又可作为肥料。

用传统的发酵分离法制作
既营养又美味的椰子油

　　在此想跟大家稍微聊一聊椰子油的制作方法。通常由新鲜的胚乳（白色部分）制作而成的椰子油有 2 种。收割后及时榨取椰奶，从中只提取油分来制作。提取方法分为运用机器的远心分离法，以及传统的发酵分离法。

　　Bio Natural 公司的椰子油制作方法，是先把椰奶在室温下放置 24 小时，待其自然发酵分层为奶浆、水和油，分层后只捞取油。虽然耗时较长，但完全没有加热环节，是最纯天然的制作方法。由于他们不使用塑料的工具和容器，且无法批量生产，势必价格就会贵。不过看他们认真工作的样子，我觉得完全值这个价。

用发酵分离法
制作椰子油的过程

1 把新鲜的椰子一切二

剥去椰子外皮后，用类似劈柴刀的工具把椰子一切二。里面有许多雪白的胚乳。

4 发酵分离

倒入大容器里，在室温下静置24小时，直到分层为奶浆、水和油。

2 把胚乳削下来

把半个椰子按压在专门的机器上以削下胚乳。胚乳就变成一片片碎片。

5 捞取油

捞取分层后的油，过滤装瓶。静置待其发酵，优质的椰子油就制作好了。

3 压榨

把生的胚乳直接放到压榨机里，从上往下慢慢施加压力，椰奶就会流出来。

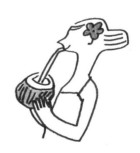

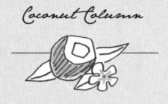

Coconut Column

想更多了解椰子油！②

365天，没有一天离得开椰子油！
经常被大家问到椰子油的最佳食用方法，在此介绍一下。

Q 什么时候吃比较好？

A. 推荐在早餐或午餐时吃

基本上随时都可以，不过我推荐在早餐或午餐时吃。食用椰子油后3小时左右，椰子油的能量在体内会达到巅峰，因此在活动较多的白天食用效果更佳。尤其早上脑力和体力尚未完全苏醒，摄入椰子油可以帮助补充能量。

Q 不做饭的时候该怎么吃？

A. 可以直接喝，或者随身携带吧

可以滴在果蔬汁、热饮或热汤里，也可以直接喝。分装到小容器里的话，出差或外出时也能简单食用，很方便哦。

Q 喝椰奶也有效果吗？

A. 还是更推荐椰子油哦！

从胚乳（白色部分）榨取的椰奶或干燥后削下的椰肉干里，含有与椰子油一样的成分，但含量比椰子油少，因此还是推荐食用椰子油，效果更佳。

第2章

简单又好吃的椰子油食谱

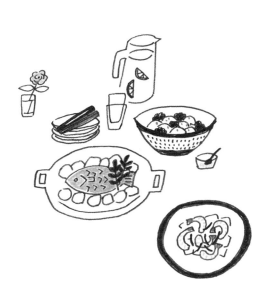

要让椰子油更好吃，
先要知道这六点

NO.1 以室温25℃为分界点，椰子油的状态会发生变化

椰子油随房间室温或冰箱温度的不同，状态也不同，呈现固体状或液体状。以25℃左右为分界点，状态会发生改变，所以，请充分利用椰子油的这个性质来烹饪菜肴吧。

硬邦邦
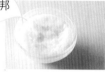

20℃以下……
室温低于20℃时，椰子油会凝固成固体，可用调羹挖着用。硬到挖不动时，可以隔水加热，待融化后再用。

黏糊糊
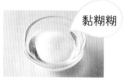

20℃～25℃……
室温处于20℃～25℃时，呈白浊的奶油状。用调羹挖起来很方便，而且入口即化。

清爽
不黏腻

25℃以上……
夏天气温超过25℃时，放在室温下呈无色透明的液体状。用法同普通植物油。

NO.2 使油炸菜和炒菜变得更好吃！

椰子油变冷后会出现凝固现象，因此用椰子油烹饪的油炸菜或炒菜，冷了以后也不太会变得水水的。不过用在冷菜里就会凝固住，所以用来做果蔬汁等时，需将蔬菜和水果放在常温下保存。

NO.3 抗氧化性强，因此可反复使用！

椰子油抗氧化性强，因此油炸等高温烹饪的时候反复使用也不容易变质，而且食用后不会引起胃胀。尽管在室温下会出现凝固或融化的变化，但椰子油本身不易变质，可放心使用。

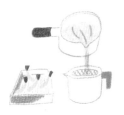

NO.5 挖的时候必须用干净的调羹！

混入异物后椰子油容易变质，因此一定要用干净的调羹挖椰子油。椰子油在高于25℃的室温下呈液体状，此时若觉得广口瓶用起来不方便的话，可把椰子油装在喷雾瓶里，便于使用。

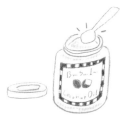

NO.4 可放在40℃~50℃的热水里隔水加热使其融化

低温下椰子油出现凝固现象后，可取所需用量放入容器隔水加热。但是，如果使用微波炉加热会在短时间内使温度过高，引发火灾或造成烫伤，很危险。因此，千万不要用微波炉加热。

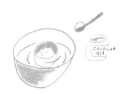

NO.6 推荐做烘焙或烤箱料理时使用！

因为椰子油加热后也不易被氧化，所以最适合用来烘焙点心、做油炸食物或烤箱料理。即使放久了烘焙点心也不会发粘，油炸食物只需略微炸一下就很松脆。

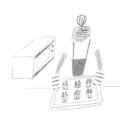

Recipes for coconut oil

（我家的）
椰子油食用方法

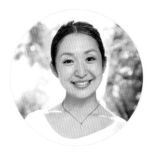

涂、蘸、滴等，"只要……"就可以吃的椰子油吃法秘笈。
即使没有时间或者不会做菜，也可以立刻尝试哟！

涂
recipe
温度低于20℃时凝固成固体的椰子油就像黄油一样，
涂在松饼或面包上尝尝吧。

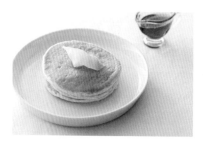

涂在松饼上

把椰子油涂在热乎乎的松饼上，再
加点蜂蜜或龙舌兰糖浆，椰子油会
慢慢渗入松饼，味道很赞。

蘸
recipe

推荐在椰子油呈液体状或刚融化呈黏稠状时蘸着吃，享受椰子油温和而自然的滋味。

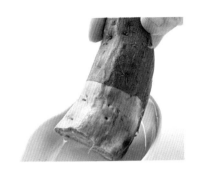

蘸烤红薯

香甜的红薯和椰子油是最佳组合，也可按个人口味加一点盐。

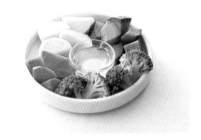

蘸蒸蔬菜

液体状的椰子油里撒一点盐，淋在蒸好的花椰菜上，温沙拉就完成啦。

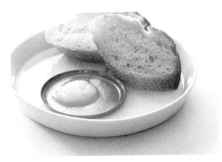

蘸长棍面包

椰子油慢慢渗入长棍面包，味道好极了。还可以蘸白面包或奶香面包哦！

滴
recipe

只需滴几滴椰子油，即可充分品尝到它的香气和味道。也可按个人口味调整用量。

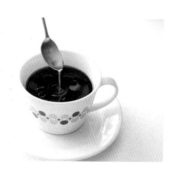

滴在咖啡里

只需往咖啡里按个人喜好滴几滴，就能沉浸在柔和的椰香之中。用椰子油代替奶油，更有益健康。

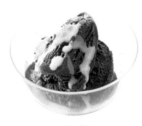

滴在冰激凌上

滴在冰激凌上的椰子油会瞬间凝固住。脆薄的奇妙口感让人欲罢不能。

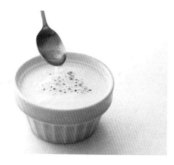

滴在酸奶里

椰子油包裹着酸奶的酸味，口感更丰富。还可以加入麦片或水果。

滴在酱汤里

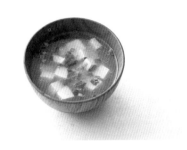

味噌和椰子油堪称绝配。可
在喝之前滴上几滴，或用椰
子油炒过的食材来烧汤，十
分美味。

滴在热汤里

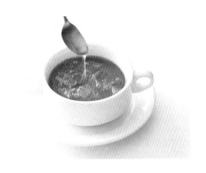

可在蔬菜汤或浓汤等热汤里滴
几滴椰子油，会变得更加醇厚
味美，一锅好喝的汤品就大功
告成啦！

滴在微辣的中式菜肴里

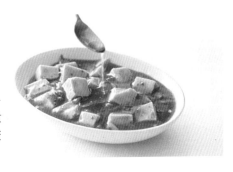

滴在麻婆豆腐或干烧虾仁等微
辣的中式菜肴里，可使辣味变
得温和，更添风味。

拌
recipe

利用液体状态下椰子油易搅拌的特性，可将其拌在蔬菜或调料里。放少量佐料时，可隐约闻到一股椰香。

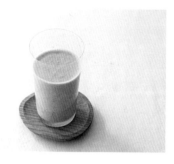

拌入果蔬汁

将适量椰子油和常温的水果或蔬菜一起榨汁。可以中和蔬菜的菜腥味，使果蔬汁的口感更为丰富。

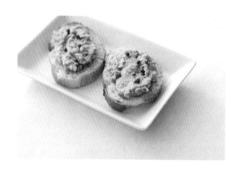

拌制酱料

混合下列食材即成多用途酱料：牛油果1个搅碎成泥，洋葱末3大匙，椰子油2大匙，味噌2小匙，粉红胡椒少许。

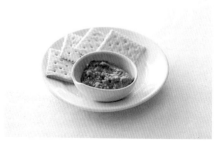

拌制大豆酱

混合下列食材即成大豆酱：大豆粉2大匙，椰子油1大匙，龙舌兰糖浆或蜂蜜1大匙，碎花生1大匙。可以用来蘸面包或咸饼干。

拌制沙拉调料

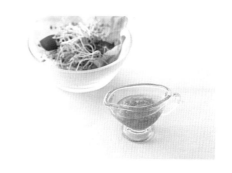

混合下列食材即成胡萝卜沙拉酱：半根胡萝卜研磨成泥，椰子油约3大匙，醋2大匙，蜂蜜1小匙，盐1/2小匙，胡椒适量。可用来配蔬菜沙拉或豆类沙拉。

拌制热蘸酱

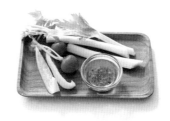

2瓣大蒜捣碎成泥，加椰子油3大匙，入锅用小火加热，煸炒出香味后关火。切碎的2～3片凤尾鱼，加适量黑胡椒一起搅拌。

拌制蛋黄酱

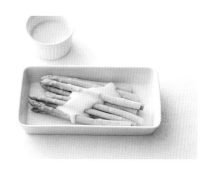

蛋黄1个、醋2小匙、盐1/4小匙和少许胡椒混合搅拌后，一点点倒入3大匙椰子油，不停搅拌直到呈黏稠状。须在1～2天内吃完。

家人都很喜欢！

我家的人气小菜&甜点

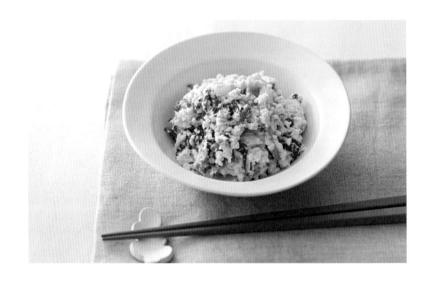

白芝麻豆腐拌茼蒿柿子

椰子油的醇厚味道，搭配清淡的豆腐，引出深层风味。这是我的拿手菜。

材料（2人份）

木棉豆腐……半块（150克）

茼蒿……半把（100克）

柿子……1/4个

A | 椰子油・
椰子糖或蔗糖・
白芝麻粉
……各1大匙
盐……1/2小匙

盐……适量

做法

❶ 用厨房纸把豆腐包起来放置15分钟左右，以吸收多余水分。放入碗里用研磨棒捣碎，加入A搅拌。

❷ 锅中放水烧沸，加适量盐，下茼蒿烫一下捞出，用冷水冲凉后拧干，切成3厘米长短。柿子切成5毫米厚的月牙形。

❸ 把❶和❷拌在一起。

※可用煮熟的胡萝卜代替柿子。

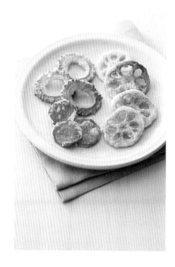

炸蔬菜

冷了依旧很脆！我女儿最喜欢的一道菜。

材料（2人份）

苦瓜・胡萝卜……各1/4根
藕……半节（100克）
椰子油……适量
生粉……适量
盐……适量

做法

❶ 苦瓜、胡萝卜和藕均切成3～4毫米厚的薄片，撒上一层薄薄的生粉。
❷ 椰子油烧热，把❶放下去炸到变脆后，撒点盐。

浸炸茄子

吃多了也不会胃胀。我家餐桌上
出现频率很高的一道菜！

材料（2人份）

茄子・杏鲍菇……各2根
辣椒……半个
椰子油……适量
A ┃ 高汤……半杯
 ┃ 酱油……2大匙
 ┃ 酒・甜料酒……各1大匙
芥末酱……1小匙

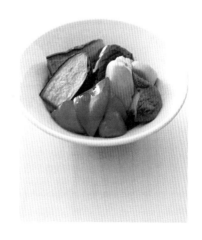

做法

❶ A入锅煮开后，放凉待用。
❷ 椰子油烧热。茄子、杏鲍菇和辣椒切成一口一块的大小，入锅炸后浸在❶里，拌点芥末酱一起吃。

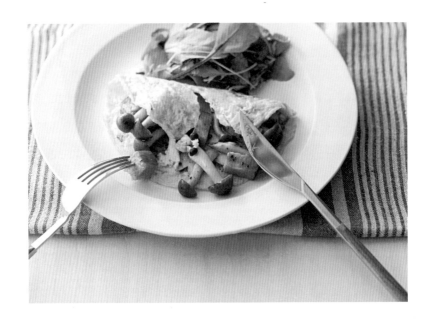

西式蛋饼

配菜和蛋都用到了椰子油的鸡蛋菜肴。可用香芹或香菜代替罗勒叶。

材料（2人份）

培根（切小块）……40克

丛生口蘑……半包（50克）

鸡蛋……2个

A | 牛奶……1大匙
  | 盐·胡椒……各少许

罗勒叶……10片

椰子油·盐·胡椒·
嫩菜叶……各适量

做法

❶ 培根切成小块，丛生口蘑剥开。待平底锅里的椰子油烧热后入锅翻炒，撒上盐和胡椒，装盘待用。

❷ 罗勒叶切碎，与打好的蛋液及A搅拌均匀。

❸ 平底锅中放入椰子油加热，倒入一半❷。蛋液周围凝固后倒入一半❶，把蛋饼对折盖上。同样步骤再做一个，盘子里放点嫩菜叶作点缀。

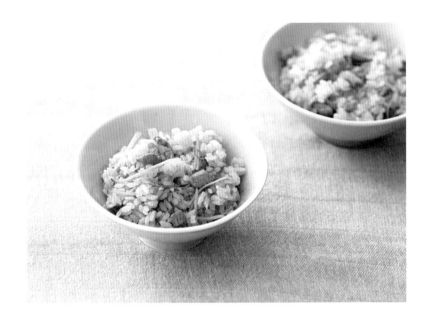

牛蒡鸡肉饭

使用与酱油绝配的椰子油做饭。全家都很喜欢。

材料（4~5人份）
米……约300克
鸡腿肉……100克
牛蒡……1/3根
高汤……330毫升
A | 椰子油……2大匙
酱油·酒·甜料酒……各1大匙
盐……1/2小匙
花椒叶……适量

做法
❶ 把米洗干净后沥干水分。
❷ 牛蒡削成薄片，鸡肉切成小块。
❸ 米、高汤、A和❷一起倒入电饭煲搅拌均匀，煮熟后焖15分钟左右，放点花椒叶拌一拌。

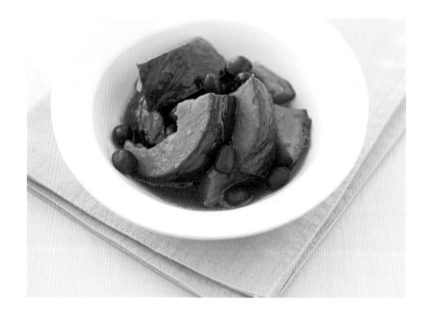

红豆南瓜

用椰子油的温和味道，衬托出堪称绝配的红豆、南瓜的甜味。

材料（2人份）

南瓜……1/8个（200克）

红豆……1/8杯

椰子油……1大匙

海带（1厘米×1厘米大小）……5片

水……1杯

盐……1小撮

做法

❶ 红豆用足量的水（材料分量之外）浸泡一晚上。

❷ 红豆沥干水分后，加1杯水和海带，用厚底锅小火炖煮。小火煮1小时左右，一边往锅里添水，直到红豆变软。

❸ 南瓜切成便于入口的大小，撒上盐。红豆煮软后，放入南瓜和椰子油，煮到南瓜变软为止。

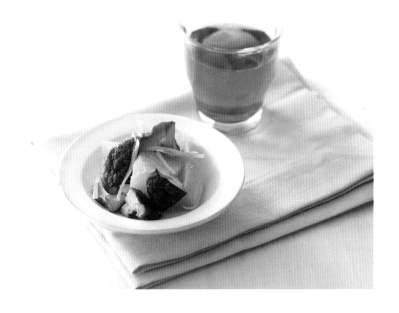

椰子油煮白萝卜

清淡的日式经典煮菜里放点椰子油，即成一道可细细品味的菜品。

材料（2人份）

白萝卜……1/3根（500克）

香菇……4个

椰子油……1大匙

生姜……1片切丝

水……2杯

A | 酱油……2～3大匙
椰子糖或蔗糖·酒·
甜料酒……各1大匙

酱油……适量

做法

❶ 白萝卜切成大块，香菇每个切成2～4等份。

❷ 椰子油、香菇和姜丝入锅，用中火加热。香菇变软后，倒入白萝卜翻炒至椰子油完全被吸收。

❸ 倒入2杯水和A，中小火煮15～20分钟。尝一下味道，如果觉得味道淡，可以加点酱油。

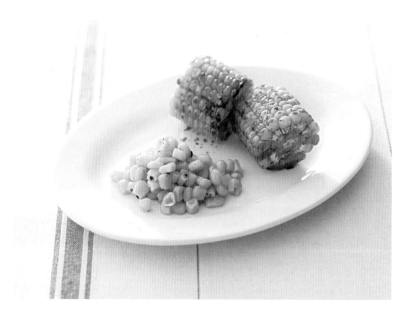

两种口味的煎玉米

椰子油甜甜的香气配上玉米的甘甜。
椒盐味&酱油味，两种口味都好吃到停不下来。

材料（2人份）

罐装玉米粒⋯⋯1杯
水煮玉米⋯⋯1根
A｜酱油・甜料酒⋯⋯各1小匙
椰子油⋯⋯适量
盐・胡椒⋯⋯各适量

做法

❶ 做椒盐味的玉米。平底锅里倒入椰子油中火加热，玉米粒沥干水分后，和盐、胡椒一起入锅稍微翻炒一下。

❷ 做酱油味的玉米。玉米切成4等份。

❸ 平底锅里倒入椰子油中火加热，放入❷炒至玉米表面略微焦糊。倒入搅拌均匀的A，玉米煎至入味。

※使用生玉米时，先用盐水煮10分钟左右。

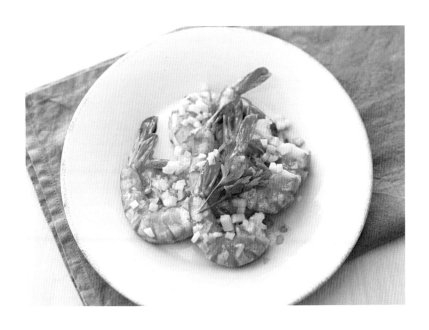

蒜蓉虾

椰子油的微甜香气搭配夏威夷当地美食"蒜蓉虾",天作之合!

材料(2人份)

虾(中等大小)……10只
大蒜(切碎)……3片
椰子油……2大匙
酒……1大匙
蚝油……1小匙
盐·胡椒……各适量
意大利香芹(如有)……适量

做法

❶ 用剪刀在虾背上划一刀,取出虾线,撒上酒和盐腌制5分钟左右。

❷ 平底锅里倒入椰子油中火加热,虾沥干水分后入锅炒至表面颜色变红。加入大蒜转小火,倒入蚝油仔细翻炒,撒上胡椒,把虾烧熟。

❸ 装盘后放点意大利香芹作点缀。

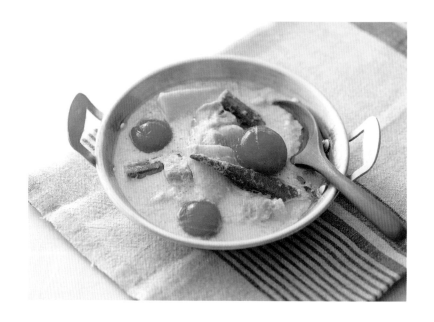

泰式咖喱

用豆浆和椰子油代替椰奶制作的地道泰式咖喱！

材料（2~3人份）

鸡腿肉……300克

笋（水煮）……120克

秋葵……8根

樱桃番茄……8个

豆浆……3杯

泰式咖喱酱……50克

椰子油……2大匙

椰子糖或蔗糖……1~2大匙

做法

❶ 鸡肉、笋和秋葵切成易于入口的大小。

❷ 泰式咖喱酱入锅用小火加热出香后，倒入豆浆和椰子油。烧沸后加入鸡肉和笋煮7~8分钟。

❸ 加入秋葵和樱桃番茄煮2~3分钟，放点椰子糖调味。

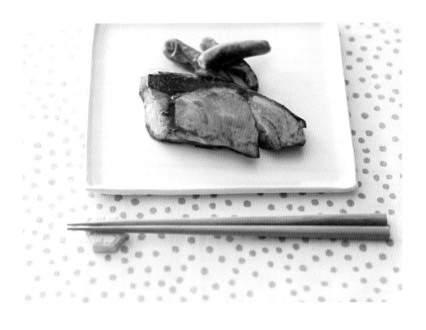

照烧鲕鱼

一道日式菜肴。用椰子油去除鱼腥味，口感润滑，
可以推荐给讨厌吃鱼的人哦！

材料（2人份）

鲕鱼块……2块

A | 酱油·甜料酒……各1大匙
　| 酒·椰子糖或蔗糖……各1小匙

椰子油……1大匙

小小绿辣椒（如有）……适量

做法

❶ 鲕鱼块在A里浸泡30分钟左右。

❷ 平底锅里倒入椰子油中火加热，
鲕鱼块沥干酱汁后入锅两面煎
熟。途中加入小小的绿辣椒一起
煎，最后装盘。

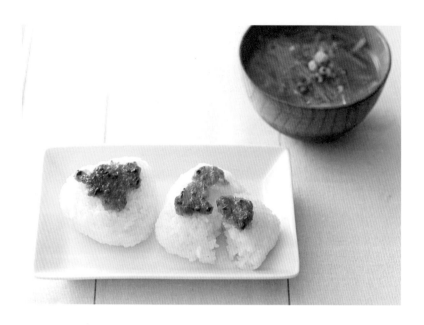

味噌汤&日式烤饭团

用属性相合的椰子油和味噌做味噌汤和饭团。我家的经典早餐。

材料（2人份）

白萝卜……3厘米

胡萝卜……半根

高汤……2杯

椰子油……1大匙

味噌……1～2大匙

葱……1根

热饭……2杯

A ｜ 味噌……1大匙
椰子油……1小匙
椰子糖或蔗糖……1小匙

做法

❶ 制作味噌汤。白萝卜和胡萝卜切丝，倒入椰子油热锅后迅速翻炒一下。加入高汤煮到蔬菜变软。然后倒进碗里，冲开味噌，撒上葱花。

❷ 用热饭捏成饭团，涂上拌匀后的A。放到烤盘上，烤4～5分钟，使表面呈略焦状态。

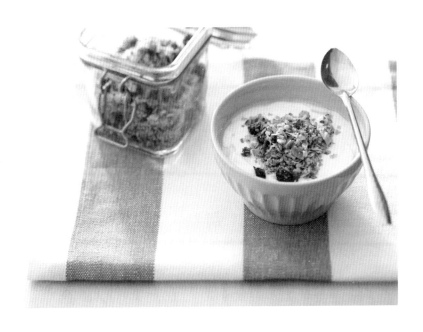

格兰诺拉麦片

一款自制的即食麦片。椰子油的甜甜香气包裹着坚果和水果干。
我现在还经常吃的早餐。

材料（容易制作的分量）

燕麦片或黑麦片……80克

核桃或杏仁等坚果……40克

椰子碎片……20克

水果干……40克

A | 椰子油……3大匙
　 | 椰子糖或蔗糖……2大匙

酸奶或牛奶……适量

做法

❶ 坚果捣碎成3～4小块。

❷ 平底锅里放入燕麦片和❶，微火炒4～5分钟，盛出待用。

❸ 平底锅里加入A，小火溶化椰子糖。倒入❷和椰子碎片，加热2～3分钟。

❹ 平铺在盘子里，冷却变脆后，加入水果干搅拌。和酸奶或牛奶拌在一起即可享用。

※放到密封的容器里，可保存一周左右。

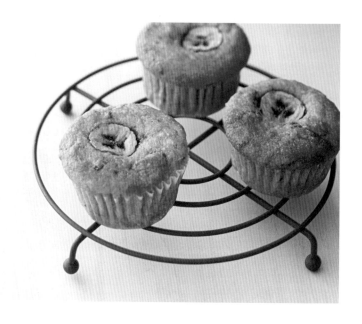

香蕉薄荷小松饼

用椰子油代替黄油，口感更润滑。我的同事们也都很喜欢的一款甜品。

材料（直径6.5厘米×高5厘米大小的纸杯7个）

A
- 香蕉……150克
- 龙舌兰糖浆……约3大匙
- （或枫糖浆3大匙）

B
- 低筋面粉或米粉……80克
- 杏仁粉……40克
- 椰子糖或蔗糖……5大匙
- 泡打粉……15克

豆浆……5大匙

椰子油……约3大匙

C
- 切碎的薄荷……1杯
- 捣碎的核桃……10颗

香蕉薄片……7片

※要选用不含铝的泡打粉。

做法

❶ 食品加工机里倒入A搅拌。

❷ 碗里倒入B混合搅拌。

❸ 另一个碗里倒入豆浆，用打泡器打出泡沫。加入椰子油继续搅拌，再倒入❷搅拌均匀。

❹ 再加入❶和C，混合搅拌后倒入纸杯里，每个上面各放一片香蕉片。烤箱设为170℃烤25～30分钟。

※如果没有食品加工机，可用叉子背面压碎。

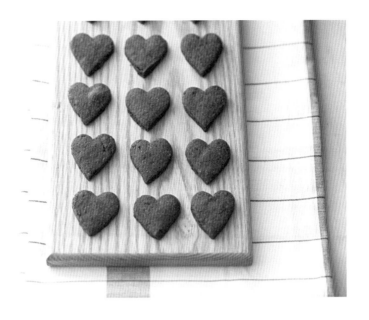

摩卡曲奇饼

拥有香脆口感的苦味曲奇饼，
借助椰子油的抗氧化威力，放久了也不会变软。

材料（2.5厘米大小的曲奇饼约20块）

A
| 低筋面粉……80克
| 杏仁粉……40克
| 纯可可……2大匙
| 谷物咖啡……1大匙
| 盐……1小撮

B
| 椰子油……3大匙
| 椰子糖或蔗糖……2大匙
| 龙舌兰糖浆……2大匙
| （或枫糖浆约2大匙）

※若没有谷物咖啡，就加3大匙纯可可。

做法

❶ 碗里倒入A搅拌。

❷ 另一个碗里倒入B，搅拌到呈黏稠状。再加入❶充分混合，直到看不到粉末。这样，面团就做好了。

❸ 把❷放在铺有保鲜膜的桌面上，擀成6毫米厚的薄皮，用模具按压出形状。放到铺有烤箱纸的烤盘上，烤箱设为180℃烤15分钟左右。

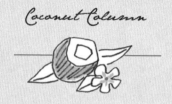

Coconut Column

想更多了解椰子油！③

向经常使用高品质椰子油的料理研究家美惠女士请教椰子油的魅力。

接触到了看得见生产者的椰子油

"其实我很受不了椰子的味道，所以以前很长一段时间都不怎么喜欢椰子油。但是某天，接触到纯正椰子油后，我的看法发生了改变。椰子油既能用于日式料理又能用于西餐，用法同黄油。而且，因其抗氧化性强，还能用来烘焙点心。比起以前用的菜籽油，用椰子油做的烘焙点心即便放久了也不会变软，存放时间更长。

我选择食材的原则是，可以看见生产方的。如今市场上有很多来历不明的产品，既然要摄取有益健康的椰子油，那我还是想持续使用那些知道是由哪家农场、工厂、销售公司等接手制造的产品。"

美惠女士的推荐！
坚果糙米饭团

炒过的坚果、葡萄干、香芹、椰子油和盐各适量，拌在温热的糙米里捏成饭团。

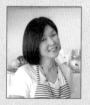

美惠女士

以粗粮素食养生法为基础的料理研究家。在自己的料理教室里也积极使用椰子油。http://www.miesrecipe.jp/

第3章

椰子油有益健康的原因

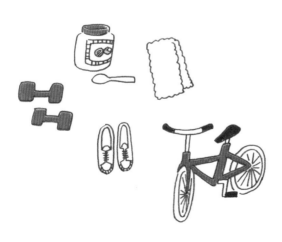

"吃油会发胖"是错误的！
也有像椰子油这样有益健康的油

　　我女儿现在 3 岁了，是纯母乳喂养的。我一吃蛋糕等甜食后，女儿就会便秘或发湿疹。我的饮食影响了女儿的身体状况。对此有过亲身经历后，我开始认真思考饮食，尽量不吃含反式脂肪酸的食物。因此我就与椰子油"相遇"了。

　　我首先关注到椰子油不含反式脂肪酸，在深入调查后，发现椰子油还有很多其他有益健康的成分。

　　为了向大家传达椰子油的健康力量，我请教了一直给予我指导的老师，精通预防医学、值得信赖的佐野正行医生，由他来为大家进行讲解。

向佐野正行医生请教

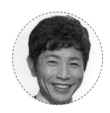

佐野正行老师/医生、产业医生。银座Media Care Garden Clinic院长。曾任消化外科医生，现在主要从事预防医学。

希望身体由内到外充满活力！椰子油最适合担此重任

因为"油＝肥胖"这一理由，使得油类长期遭到减肥女性的敌视。然而，直到最近人们才认识到油是人体必需的，甚至有些油应该积极摄取。

但是，有害健康的油和有益健康的油有些什么不同呢？至今能给出完整说明的人还很少。

与蛋白质和碳水化合物并列为三大营养素的脂类是人体能量的主要来源，能制造细胞膜，并促进脂溶性维生素的吸收，为保持人体健康起到重要作用。

然而，在体内未被分解的多余脂类将被储存到脂肪细胞里，摄取过多会造成肥胖和脂肪肝。但就因此而不吃油是错误的。不吃油会造成易疲劳、皮肤粗糙、免疫力低下等各种身体机能下降的问题。

特别要注意的是含反式脂肪酸的油

脂肪酸是构成脂类的主要成分，分为不饱和脂肪酸和饱和脂肪酸。分类依据是碳原子个数和有无碳碳双键。

不含碳碳双键的是饱和脂肪酸，含有碳碳双键的是不饱和脂肪酸。不饱和脂肪酸还可细分为只含一个碳碳双键的单不饱和脂肪酸及含有两个以上碳碳双键的多不饱和脂肪酸。

不过，不饱和脂肪酸里并不仅仅有不饱和脂肪酸。同样地，饱和脂肪酸里也不单纯只有饱和脂肪酸。

如第 54 页的表格所示，所有的食物里均同时含有饱和脂肪酸、单不饱和脂肪酸以及多不饱和脂肪酸。含量最高的脂肪酸决定了该食物的脂肪酸性质。再加上，饱和或不饱和脂肪酸各自的群组内脂肪酸的构成比例也各不相同。因此，既有有益健康的油，也有需要注意摄取量的油。

■ **不饱和脂肪酸**

不饱和脂肪酸的特点是，即使摄入过量也能立刻转化成能量，不容易在体内堆积。不饱和脂肪酸又分为可在体内生成的单不饱和脂肪酸（储存在体内的多余蛋白质和糖分）和不可在体内生成的多不饱和脂肪酸。

健康油的代表——橄榄油，属于单不饱和脂肪酸，可预防动脉硬化等生活常见病，并减少血液中的有害胆固醇。尽管不饱和脂肪酸容易被氧化，但橄榄油里富含的**油酸（Omega-9）是不饱和脂肪酸中最难被氧化的，**因此可用中等温度来加热烹调食物。

多不饱和脂肪酸主要分为两类。一类是玉米油等油中富含的亚油酸（Omega-6），虽然可以减少有害胆固醇，但如果摄取过量，同时也会减少有益胆固醇。亚油酸虽说无法在体内自我生成，可是随着人们饮食习惯逐渐西化，现如今已呈现出摄取过量的倾向，因而需注意摄取量。

另一类是鱼油、亚麻仁油和苏子油等油中富含的 α-亚麻

尽管椰子油属于饱和脂肪酸，但"不易让人发胖！"

脂肪酸

容易氧化

不饱和脂肪酸

不易堆积在体内，因此不易让人发胖。
有助于减少有害胆固醇和中性脂肪。

● **单不饱和脂肪酸**

可在体内生成的油

属于Omega-9的油酸 ……橄榄油

● **多不饱和脂肪酸**

无法在体内生成的油

属于Omega-6的亚油酸 ……芝麻油、玉米油
属于Omega-3的α-亚麻酸 ……亚麻仁油

● **反式脂肪酸**

要警惕 不饱和脂肪酸的一种。经氢化处理的人造反式脂肪酸会使胆固醇升高，加大癌症发病风险

含量高的食品 ●人造黄油、起酥油、含油较多的点心等

不易氧化

饱和脂肪酸

易在体内堆积，易造成肥胖。动物性饱和脂肪酸具有增加中性脂肪的作用，而植物性饱和脂肪酸的特性则不同。

● 长链脂肪酸
虽是人体主要能量来源，但在体内难以被分解，易导致肥胖
含量高的食品●牛油等

不易让人发胖

● 中链脂肪酸
中链脂肪酸易被人体吸收，不易堆积。
富含中链脂肪酸的植物性椰子油不易让人发胖

● 短链脂肪酸
易在体内被分解，但难以从食物中获取
含量高的食品●醋、黄油等

食物中所含脂肪酸的组成表			
食物名称	每克脂类中含有的饱和脂肪酸（毫克）	每克脂类中含有的单不饱和脂肪酸（毫克）	每克脂类中含有的多不饱和脂肪酸（毫克）
橄榄油	133	740	72
红花籽油（高油酸）	74	732	136
葵花油（高亚油酸）	102	273	579
玉米油	130	280	516
椰子油	840	66	15
黄油（发酵）	632	225	27

含量最高的脂肪酸决定了油的脂肪酸分类。橄榄油和红花籽油属于单不饱和脂肪酸，葵花油和玉米油属于多不饱和脂肪酸，椰子油和黄油属于饱和脂肪酸。归类到同一类型的脂肪酸数值也各不相同，因此性质也都不一样。

出处/日本文部科学省《第五次改订增补 日本食品标准成分表脂肪酸成分表篇》

酸（Omega-3），可减少中性脂肪，增加有益胆固醇。因其还有改善过敏的作用，一直以来颇受人们关注。

虽然说不饱和脂肪酸不易让人发胖，但不饱和脂肪酸中的反式脂肪酸是个例外。

反式脂肪酸有天然和人造的两种。牛油和乳脂里含有少量天然的反式脂肪酸。人造反式脂肪酸经氢化处理后提高了油的熔点，做成人造黄油和起酥油，多用于制作糕点或商业用途的调理油等。

过量摄取人造反式脂肪酸会增加有害胆固醇，从而加大动脉硬化和心肌梗死等常见病的发病风险。因此，欧洲部分国家要求厂商在产品上标明反式脂肪酸的相关信息。

在日本尚无此类规定，但由于它对身体的不良影响，还是应尽量避免食用。

椰子油是没有不健康要素的油

■ 饱和脂肪酸

饱和脂肪酸虽然不易被氧化，但容易在体内堆积，造成肥胖。那为什么椰子油明明含有饱和脂肪酸，却被称为有益健康的油呢？

饱和脂肪酸的所谓饱和是指氢原子没有结合空间（已饱和）的状态。按碳原子个数不同，分为长链脂肪酸、中链脂肪酸和短链脂肪酸。通常碳链中碳原子个数为 2、4、6 个的是短链脂肪酸，碳原子个数为 8、10、12 个的是中链脂肪酸，碳原子个数大于 14 个的是长链脂肪酸。

长链脂肪酸在体内不易被分解，摄入过量后会堆积在体内，在肥肉等食物里含量很高。

椰子油里富含的是中链脂肪酸。因其分子链是长链脂肪酸的一半左右，故而消化吸收效率高，能即刻燃烧变作能量，所以不容易在体内堆积脂肪。

短链脂肪酸在体内被迅速分解，但含有短链脂肪酸的食物较少（黄油、醋等），而且含量也非常低。因此很难从食物中摄取到所需的量。

饱和脂肪酸容易在体内堆积，从而造成肥胖。但是唯独富含中链脂肪酸的椰子油是个例外，它不易被氧化，难以在体内

椰子油的脂肪酸构成比例

※C代表碳原子个数

脂肪酸	百分比（%）
己酸（C6）	0.1~0.7
辛酸（C8）	4.0~10.0
癸酸（C10）	4.0~8.0
月桂酸（C12）	45.1~56.0
肉豆蔻酸（C14）	16.0~21.0
棕榈酸（C16）	7.5~10.2
硬脂酸（C18）	2.0~5.0
油酸（C18）	5.0~10.0
亚油酸（C18）	1.0~2.5

约65%
是中链脂肪酸

根据椰子油产地不同，以上具体数值也略有不同。但在所有的油里面，含辛酸、癸酸和月桂酸的中链脂肪酸占整体比例达65%的，只有椰子油。

出处/FPDD Guide No.3-Series of 2014

囤积，所以不易让人发胖。无论是从医生的角度还是以个人的观点，我对椰子油都饶有兴趣，也曾前往产地视察。我认为椰子油是益于健康的，可以用好的方式摄取的食用油理想之选。

摄取椰子油为想要减肥的人、
有便秘苦恼的人，提供了一条捷径

椰子油的主要成分——中链脂肪酸，可使脂肪不易在体内堆积。我想就此再进一步做详细说明。

我们人类通过消耗能量来维持生命活动。蛋白质、脂类和碳水化合物这三大营养素在体内被分解，从而产生能量。

各营养素的热量，每克蛋白质和碳水化合物能产生 4000 卡路里[①]热量，每克脂类能产生 9000 卡路里热量。同样 1 克，脂类产生的热量是蛋白质和碳水化合物的 2 倍以上，因此正在减肥的女性朋友们都会尽量不摄取油。

然而，属于含有中链脂肪酸的椰子油，平均每克产生 8600 卡路里热量，与一般脂类相比热量较低，而且消化和吸收的速

———————————

① "卡路里"简称卡，用以计算人类日常摄取的能量。营养学普遍采用"千卡（俗称大卡）"为单位。1 千卡 =1000 卡路里 =4.184 千焦。本书相关计量单位统一以"卡路里"标记。

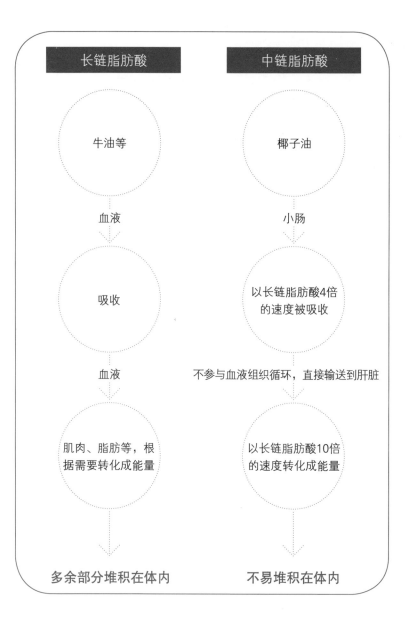

度也比较快，因此不易在体内堆积。这是椰子油与其他油之间一个很大的区别。

长链脂肪酸的消化吸收过程是先被人体吸收，而后通过淋巴管和静脉进入脂肪组织、肌肉和肝脏，并被临时储存，在必要时转化成能量。若摄入过量，当然就会转化成脂肪堆积在体内。

另一方面，中链脂肪酸由于不参与血液循环，直接被输送到肝脏，因此它的吸收速度是长链脂肪酸的 4 倍，能量转化速度是长链脂肪酸的 10 倍。

由于椰子油可以立即代谢作为能量来使用，因此能够加快基础代谢速度。已形成的体脂肪也可以轻易燃烧，所以我一直很乐意使用椰子油。

基础代谢是指活动内脏器官和保持体温等用于生命活动的能量。若进食的量相同，则基础代谢率高的人会燃烧更多卡路里，从而使脂肪不易堆积在体内。

要想提高基础代谢率，除了运动这一最有效的方法外，只要积极摄取椰子油，就可以加快代谢速度。

有研究结果表明，只要饮食中含椰子油，代谢加速的状态可持续 24 小时。

从我作为医生的角度来看，因身体发寒而苦恼的女性不断增加。基础代谢加快后，体温会随之上升，细胞能更有效地发挥作用，从而免疫系统功能也得以提升，会发生一系列好的连锁反应，由此形成良性循环。

椰子油的优点还不仅于此。中链脂肪酸具有支持身体变得更健康的作用，帮助人们达到标准体重。可同时利于肥胖人群减重和过瘦人群增重。

过瘦的人对必要营养的吸收能力差，椰子油可帮助提高吸收率，打造一个健康的身体。

用不易氧化的油来改善肠道内环境

过分控制脂类的摄入是造成女性朋友便秘的一大原因。脂类所含的脂肪酸能促进肠道蠕动。容易便秘的人还是应该适当摄入一点油哦。

此外，油也可以帮助刮下粘在肠道壁上的大便，具有帮助通便的效果。

但是，并非所有的油都可以。肠道环境的温度高于37℃，如果选择了容易氧化的油，可能反而会使肠道环境恶化。

尽管橄榄油也十分耐热，不过椰子油既耐热又不容易氧化，效果更佳。

酮体活化头脑，清除使衰老加速的活性氧

椰子油受到全球瞩目的契机，是从发现它对阿尔茨海默病有预防作用开始的。

椰子油有预防作用的关键是酮体。阿尔茨海默病的病因是脑神经细胞受损，造成人体重要能量来源的葡萄糖（血糖）无法利用。没有了能量来源，神经传递物质也会减少，继而导致脑功能障碍，最终发展为如果没有别人帮助，日常生活都无法自理的局面。

一直以来都说阿尔茨海默病无法治愈，然而有临床研究报告已指出，椰子油的主要成分——中链脂肪酸具有缓解阿尔茨海默病症状的作用。

椰子油不参与全身血液和组织循环，直接从小肠被输送到肝脏，产生高能量来源——酮体。酮体可代替葡萄糖成为头脑的营养来源，但并不是说摄取了椰子油就能立刻生成酮体。

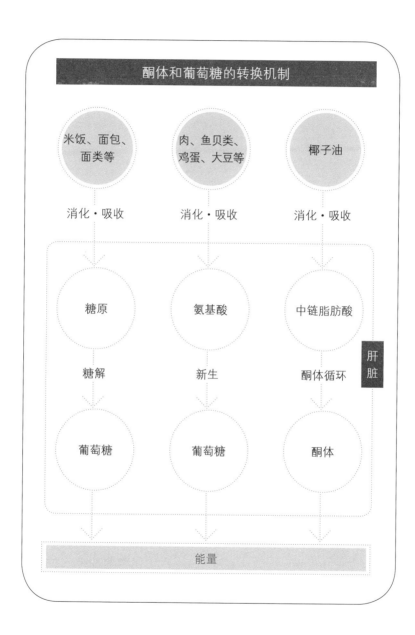

酮体和葡萄糖的转换机制

米饭、面包、面类等　　肉、鱼贝类、鸡蛋、大豆等　　椰子油

消化・吸收　　消化・吸收　　消化・吸收

糖原　　氨基酸　　中链脂肪酸

肝脏

糖解　　新生　　酮体循环

葡萄糖　　葡萄糖　　酮体

能量

血液中葡萄糖的浓度过低，会导致人体一般的能量生成机制运行受阻。这时，体内便开始产生酮体。而进食后体内葡萄糖浓度升高，酮体含量就会减少。通过这样的转换，大脑不断地从葡萄糖和酮体中获取能源。

得了阿尔茨海默病后，脑细胞难以从葡萄糖获取能量，而酮体依旧可以发挥功能。

只有血液中葡萄糖的浓度较低时，体内才会生成酮体。每天都吃甜食的人，血液中酮体含量不会增加。饮食上一定程度地控制糖分的摄入，再搭配食用椰子油，则有望起到有效的预防作用。

轻松瘦身无压力

谈到阿尔茨海默病的预防对策，年轻人可能没什么实际感觉。不过大家疲劳的时候会想要吃甜食吧？脑部血流量每分钟约为 750 毫升，占人体总血流量的 20%。大脑是非常耗费能量的器官，当大脑能量不足时，人就会想要吃甜食。

但如果放纵这一欲望，不断吃甜食来补充葡萄糖的话，会引发脑麻痹。

吃完甜食后，血糖值会急速升高。人体为了抑制血糖升高，胰脏里会分泌出大量胰岛素，使血糖降低，此时大脑运转所需的葡萄糖就会出现供给不足的现象。

由此，导致脑内不再生成神经传递物质，大脑就处于麻痹状态了。于是，明明刚吃了甜食却立刻又想再吃，陷入恶性循环中。

而且，糖分会让人上瘾，摄入量可能会不断增多……这种情况不仅限于甜食，面包和饭吃多了也一样。

结果，新陈代谢功能低下，并增加了脂质异常症（高血脂症）和糖尿病的发病风险，所以年轻人也有必要在一定程度上控制糖分的摄入。

通过控制糖分的摄入，如果能将大脑的能量来源从葡萄糖转变为酮体，那么大脑就不会再发出指令要求摄取糖分了。

倘若大脑不再需要糖分，那么人就能从忍耐的压力中解放出来，自然而然地变成易瘦体质。

想要成为酮体体质，据说早晨控制糖分的摄入最有效果。现在，越来越多的人早上选择喝绿色蔬果汁当早饭，不吃面包或米饭，这样就应该不太会有压力了。不过，芒果和香蕉的糖分很高，需要注意控制摄入量哦。

让身体远离衰老和生病的元凶——活性氧

我们慢慢开始明白了，酮体具有保护身体、抵制会加速人体老化的活性氧的作用。

营养素在我们的体内利用氧燃烧后产生能量，这一过程中，约 2% 的氧会变成具有强氧化作用的活性氧。活性氧会氧化细胞膜中的脂类，还会使细胞内的遗传因子"生锈"。近年来，美国的研究人员正在全力研究可以清除活性氧的成分。该成分就是构成酮体的主要成分 β–羟基丁酸。已发表的论文指出，β–羟基丁酸能激活抗氧化酵素，防止身体衰老。

从能够防止活性氧危害身体这一角度来看，椰子油也开始备受关注了。

流感等感染病的预防
也交给椰子油吧

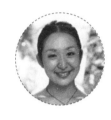

椰子油有助减肥、抗衰老的作用的确让人心动。但除了不含反式脂肪酸之外，我觉得椰子油还有一个很赞的理由，是因为它富含月桂酸。

现在不仅有季节性流感，还有禽流感等各种感染性疾病。我觉得光靠接种疫苗是远远不够的，必须提高自身免疫力才行。特别是小孩子，病情容易加重，所以应该事先做好自我防护工作。

听说椰子油里所含的月桂酸具有抗病毒的作用，因此我就想一定要给女儿吃吃看。

下面，继续请佐野医生为我们进行解说。

向佐野正行医生请教

椰子油的中链脂肪酸里含有一种名为月桂酸的成分。月桂酸进入人体后，会与甘油结合，成为抗病毒物质——月桂酸甘油酯。

月桂酸甘油酯与微生物膜构成成分的构造相似，可以贴附在微生物上并破坏其外膜，从而杀灭微生物。通过其抗菌、抗病毒、抗真菌的作用，即可达到预防流感等感染性疾病的目的。

因为月桂酸能防止婴儿受到有害细菌侵害，以人类为首的哺乳类动物的母乳里也含有月桂酸。对有害微生物具有致命杀伤力，但对人体无害。所以，也可以放心地给小孩子食用椰子油。

然而遗憾的是，越来越多妈妈的母乳里只含有一点点月桂酸。有数据显示，从孕期开始食用富含月桂酸食物的妈妈，和不食用的妈妈相比，乳腺里的月桂酸含量截然不同。

椰子油里所含的中链脂肪酸的辛酸、癸酸，也具有破坏微生物的作用，但其抗病毒的活性远不及月桂酸突出。牛奶等乳制品里也含有月桂酸，不过含量远远没有椰子油里的多。

基于椰子油可预防病毒引起的感染病，各个年龄阶层的人

都应该积极摄取优质的椰子油，尤其是女性朋友们。

研究者们也关注到了月桂酸的健康作用，为此也不断在研究如何增加食物中月桂酸的含量。或许在不久的将来，将会发售与椰子油具有相同性质的新型食品呢。

※椰子油乃天然食材。也许有极少数人的体质无法适应。过敏体质的人请先确认后再食用。食用后若有不适，请去医院就诊。

青壮年更应通过摄取椰子油
来预防生活常见病

椰子油不易在体内堆积，不易让人发胖，有助大脑活动，还能预防感染病……我已经从医生的角度介绍了椰子油的诸多健康力量，但其实远不止这些。椰子油还是预防生活常见病所不可欠缺的油。

■ 心血管疾病的预防护理

动脉负责把血液从心脏输送到全身，如果胆固醇等囤积堵塞了，血管内的通道就会变窄，导致血液无法顺畅流通。这样一来，所需的氧和营养素无法被输送到各个器官，自然各组织功能就无法正常工作了。

上述状态持续不断的话，会增加心脏负担，引发高血压、心力衰竭等疾病。如果各个器官和身体组织不再正常工作，就有可能会突发心肌梗死、脑梗死，甚至出现脑出血的状况。

但是，元凶不光只有胆固醇而已。肥胖、高血压、高血糖等各种原因并存，都会一下子增加危险指数。

椰子油含有中链脂肪酸。由于中链脂肪酸直达肝脏，且即刻转化为能量，所以对血液中的胆固醇数值并没有直接影响。

此外，还有研究结果表明，椰子油可抑制胆固醇氧化。

而且，如果能成为酮体体质（参见本书 P64），还能控制住血糖的上升，达到预防高血糖的目的。**只要把现在使用的有害健康的油换成椰子油，我想就可以起到预防心血管疾病的护理效果。**

■ 免疫系统的护理

我们的身体中每天都会产生几千个癌细胞。每当有癌细胞产生时，免疫细胞淋巴球就会将其杀灭。没被杀死的癌细胞不断进行细胞分裂，最终发展成癌症。

也就是说，只要免疫细胞发挥作用，那么癌症发病的可能性就会降低。从预防癌症的角度来看，提高免疫功能也是很重要的。

如果长期摄取含反式脂肪酸等有害健康的油，免疫力就会下降，继而产生致癌物质的活性氧。因此最重要的是不要摄取有害健康的油。

有报告指出，椰子油里所含的中链脂肪酸能促进免疫系统的一部分——白血球的生成。

■ 血糖的控制

人体把食物转化成葡萄糖，并借助血液将营养素输送到全身。然而，得了糖尿病后，葡萄糖就无法被输送到需要能量的细胞里。

为什么会无法输送呢？

那是由于从胰脏分泌出来的激素——胰岛素不足而引起的。胰岛素能将血液中的葡萄糖输送到细胞里，使其变成脂肪或糖原后，作为能量贮藏在体内。

许多糖尿病患者的发病，大多数都与饮食、运动等生活习惯不健康有关。也有研究报告指出，过量摄取精制植物油会导致糖尿病。

即使没有分泌胰岛素，椰子油里所含有的中链脂肪酸也能将能量输送到细胞。

此外，椰子油还有助于加快新陈代谢，使身体变得更容易

消耗热量。

　　建议那些被称为糖尿病后备军的代谢综合征患者们，在控制饮食和加强锻炼的同时，摄取适量椰子油。

■ 精神方面的作用

　　尽管仍有部分原因还没有弄清楚，不过在精神和肉体的双重压力下，抑郁症被认为会导致脑功能障碍。

　　之前已经提到过了，人体内生成的活性氧会让身体"生锈"，并引发各类疾病。其中也包括抑郁症。**如果体内不再正常分泌出神经传递物质血清素，那么人就会变得情绪低落，出现抑郁症的症状。**

　　据说椰子油抗氧化能力极强。

■ 疲劳的消除

　　越来越多的人无法从日常的忙碌中消除疲劳。患有慢性疲劳症候群的人，突然被强烈的疲劳感侵袭之后，不少人会患上感染病。

　　目前确认的症状表现有头痛、低烧、头晕、淋巴结肿大、过敏和极度疲劳等。尽管原因尚待明确，不过可想而知，能量不足应该也是诱因之一吧。

感到疲劳时食欲会减退，能量无法有效率地被身体吸收。**椰子油能即刻转化为能量并促进新陈代谢，让我们通过摄取椰子油来改善能量不足吧。**

此外，月桂酸在抑制会引发感染病的微生物活动方面的作用，也很值得期待。

坚持就是力量！

相信大家都已经知道了椰子油是有益健康的油了吧。不过从医生的角度出发，我认为没有必要因为它对身体有益处，就立刻把家里所有的油都换成椰子油。

我之所以这么说，是因为油里面既有有助于预防动脉硬化，富含 α-亚麻酸的 Omega-3 脂肪酸（亚麻仁油和芝麻油等），也有能减少有害胆固醇的 Omega-9 脂肪酸（橄榄油和菜籽油等）。配合菜肴使用不同的油，吃起来肯定也会变得更开心吧。

话虽如此，但如果说对一种食材有万千个想吃的理由，那么油类中只可能是椰子油。这么说一点也不为过。正因为椰子油是很赞的油，所以我希望不是仅限于一时的风潮就结束。

人们一听到"××有益健康"，就立刻想要尝试。虽然这是健康意识高的表现，但究竟有多少人能持续使用直到实际感受到效果呢？

身体不会突然改变。人体内细胞实现重生的过程至少也要4个月。所以，我希望大家至少连续半年食用椰子油。

如果身体有了些许变化，持续下去就简单多了。不知不觉间，它会成为大家饮食上不可或缺的一种食材吧。一开始每天1~2小匙，习惯以后每天2~3大匙，请先以这个量做一下尝试。

最后，也许女性朋友大多数会以美容为目的食用椰子油，但我还是希望大家首先能把切入点放在"身体变得健康"上面。身体健康了，皮肤自然也会发生令人欣喜的变化。如果不是按此顺序，就不可能达到真正意义上的美容目的。

对调节掌握女性健康与美丽的
女性激素的平衡也有很大帮助

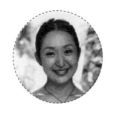

椰子油是不分年龄性别，都能促进健康的奇迹般的食物。

油是女性激素的"原料"，中链脂肪酸里含有的月桂酸，也存在于母乳中……因此，我觉得椰子油是和女性特别有缘的食物。

既然如此，椰子油是不是也能有助于解决女性朋友的烦恼呢？想到这里，我请教了对女性身体了如指掌的妇产科医生兼医学博士对马琉璃子老师。

向对马琉璃子医生请教

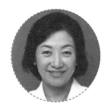

对马琉璃子老师/妇产科医生、医学博士。对马琉璃子女性Life Clinic银座院院长。以女性健康为主题，活跃在各个领域。

其实我是椰子油爱用者。进入更年期后也不易发胖

人体大约由 60 万亿个细胞组成。胆固醇（脂类）是构成细胞的细胞膜和女性激素"原料"的组成成分，摄入过量虽然有害健康，不过也会对掌握女性健康与美丽的女性激素产生影响。**适量摄入健康的油是非常重要的。**

女性激素是指从卵巢分泌出来的雌激素和黄体酮。大家普遍会觉得，**女性激素如果增加了，皮肤会变光滑，看上去更年轻。但并不是只要增加女性激素就可以了。重要的是平衡。**

随着年龄变化，失衡的原因也不一样。20 ～ 40 岁女性多因压力过大，更年期女性随着年龄的增长，雌激素水平变低，甚至停止分泌。而且，许多情况是黄体酮先分泌低下，随后雌激素水平降低。

女性激素出现这样的失衡后，会出现免疫力下降、新陈代谢减缓等各种失调现象。

椰子油里含有的孕烯醇酮是激素的前驱体。有研究报告指出，孕烯醇酮会在体内转变成黄体酮。

这种女性激素的作用是调节激素平衡并使骨骼强健。因此，大家也很期待椰子油能预防骨质疏松症吧。

女性激素低下导致免疫力下降后，易患风湿性关节炎。同样地，我觉得椰子油也能对风湿性关节炎起到预防作用。

此外，椰子油里含有的中链脂肪酸不参与血液循环，而是直接被输送到肝脏，作为能量以用来帮助新陈代谢。所以它也可以加快基础代谢的速度。我过了 50 岁后也开始感到新陈代谢速度有所降低，人也变得容易发胖了。于是，为了控制住更年期的症状，我开始食用椰子油。新陈代谢提高后，细胞运动更活跃，免疫力也随之提升。

私密处（阴道）护理也能交给椰子油

女性私密处的正常 pH 为酸性，起到防止病菌入侵的作用。但孕期和更年期女性，其私密处 pH 会失去平衡，接近中性。

椰子油具有抗菌作用，应该能够缓和 pH 酸性环境被破坏后引起的瘙痒和肌肤粗糙等问题。

孕妇阵痛的时候，按摩外阴部和会阴部能加速血流，使肌肤变得柔嫩，从而让生产过程更顺利。所以说，椰子油应该也能用作生产时的按摩油。

女性激素与女性的身心是否愉悦密切相关。趁你的身心平衡尚未被打乱，从现在就开始每天食用椰子油，积极预防各种失调和疾病吧。

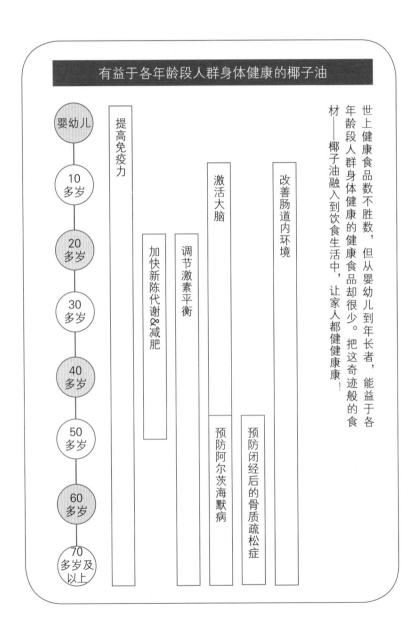

有益于各年龄段人群身体健康的椰子油

婴幼儿
10多岁
20多岁
30多岁
40多岁
50多岁
60多岁
70多岁及以上

提高免疫力

加快新陈代谢&减肥

调节激素平衡

激活大脑

预防阿尔茨海默病

改善肠道内环境

预防闭经后的骨质疏松症

世上健康食品数不胜数，但从婴幼儿到年长者，能益于各年龄段人群身体健康的健康食品却很少。把这奇迹般的食材——椰子油融入到饮食生活中，让家人都健健康康！

菲律宾的医疗与椰子油

菲律宾是椰子油研究的领先国家。
在此简述一下椰子油在菲律宾的医疗现场是如何被使用的。

用传统疗法暖和身体，恢复体内平衡

在菲律宾，自古人们就把椰子油用于代替疗法。如今作为国家资助项目，还启动了椰子油和阿尔茨海默病的相关研究。

最为流行的是用一种叫作"Hilot"的独特十指手法，对体寒造成的血液不流通进行按摩的传统疗法。我在菲律宾结识了吉米·加尔贝特·坦博士，有很多人前往他的诊所接受这种按摩治疗。先涂抹椰子油，然后用热的香蕉叶慢慢抚触身体，香蕉叶能找到因体寒而失调的部位，再用椰子油在该部位进行按摩。据说通过激活体内功能，还能达到排毒效果。坦博士表示，

椰子油还有缓解女性性交疼痛的效果。我认识到尚有很多在日本还不为人知的使用方法，深感椰子油的无限可能性。

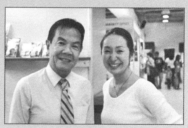

吉米·加尔贝特·坦博士

原菲律宾社会福利和发展部部长。现任健康未来财团法人理事长。

第 4 章

用椰子油让肌肤
和头发更加美丽

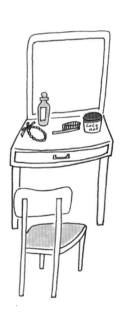

涂抹在脸部、身体或头发上，也有优秀表现的椰子油

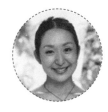 以"油漱口"为契机，我开始把椰子油用于美容方面。尽管感觉不油腻，但毕竟还是油。起初我半信半疑，不过"咕咚～咕咚"漱口的过程中，确实感到嘴巴里变清爽了，这让我备感惊讶。

此后，我亲眼看到菲律宾椰子园的人们把椰子油涂在皮肤上，就也试着涂了涂，结果发现即使日晒过后也没有火辣辣的刺痛感，而且也没长褐斑。如今，椰子油已经成为我不可缺少的美容用品。

位于东京表参道的自然沙龙 faire un calin 的特定疗法技师冈田久美女士，把椰子油作为疗法中的基底油。我向她请教了椰子油的美容效果。

向特定疗法技师冈田久美女士请教

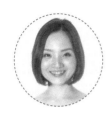

冈田久美女士/"faire un calin"整骨疗法技师。椰子油按摩疗法很受欢迎。

持续使用，能切身感受到肌肤变得柔嫩

吃了会发胖，用于美容会黏糊糊的……如今越来越多美容界人士，也开始把曾经被人们敬而远之的油运用到每天的肌肤护理当中。其理由在于，油能对脸部、身体、头发等人体各个部位起到保湿和抗老化的效果。

油分为角鲨烯油和马油等动物性油以及荷荷巴油和摩洛哥坚果油等植物性油，这两类油的亲肤性都很好。

皮肤由角质细胞和填补细胞间隙的细胞间脂质组成。由于细胞间脂质的主要成分是油溶性的神经酰胺，所以能和油完美融合。

细胞间脂质还能保护皮肤免受外界刺激，并防止体内水分过度蒸发。因此，只要油渗透到细胞间的每个角落，皮肤就能

恢复弹性，变得很柔润。

油并不是给肌肤盖上保护膜，而是渗透到肌肤内层，提高肌肤原有功能，所以可在涂化妆水前先涂油作为导入液使用，以提高化妆水的渗透性。许多人在用了洁面油之后，应该都感受到其清洁毛孔和去除老化角质的效果了吧。

在那么多种动物性油和植物性油中，只有极少数的油既可以食用又可以直接涂抹在肌肤、头皮和头发上。其中一个就是椰子油。

不添加科技成分，也具有高机能

油具有亲肤性佳的特征。而椰子油里含有的中链脂肪酸分子量很小，因此椰子油比其他油的渗透率更高。涂抹之后也没有油腻感，对讨厌油腻感的人来说，可以说是理想的油了吧。

而且椰子油富含抗氧化性很强的维生素 E 和多酚，所以保湿的同时还能抗老化。

月桂酸有抑制炎症的作用，因此涂了椰子油的皮肤不易被太阳晒得火辣辣的疼。月桂酸还有杀菌作用，所以还能用于预防粉刺和减轻蚊虫叮咬的瘙痒。用油拔法（Oil Pulling）消除口臭也是利用其杀菌的功用。

以前我在沙龙里一直把高纯度有机荷荷巴油作为护理油来用，但由于对椰子油的肌肤贴合度和清爽质地一见钟情，所以从 2014 年 6 月起，我增加了椰子油选项，让客人可以从荷荷巴油和椰子油里进行选择。

尽管有些客人有点在意椰子油独特的气味，不过它很适合与精油搭配。用作按摩油和头发护理油时，推荐与喜欢的精油混合后再使用。

椰子油不仅是食用油，也是不输给高档美容油的超级油。不要光拿来吃，也请试着用它来美容吧。

简单自制美妆产品，进一步享受与椰子油为伍的生活吧！

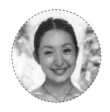

我以前经常购买美妆产品，不过在菲律宾椰子园里的特产专柜看到椰子油香皂后，我觉得自己也能做，于是开始自制美妆产品。

当温度高于25℃时，椰子油会融化，怎样才能使椰子油在夏天也不融化呢……我咨询了销售美妆产品自制工具的草本＆香薰专卖店"生活之木"的店员，得知加点蜜蜡就能使椰子油凝固的方法。自此，我沉浸在手工制作的快乐中一发不可收拾。

自制的好处在于放心，还可以用精油做出自己喜欢的香味。椰子油和其他油一样，有些人的肌肤可能无法适应，请在正式使用前先做局部测试。

香气怡人
去角质磨砂膏

因为是糖，
所以对皮肤的刺激最小

●材料/椰子糖 5大匙、椰子油
5大匙
"糖比盐对肌肤的刺激更小，
更亲肤，有助于去角质。水洗
后水润嫩滑的感觉会让你上瘾
哦。"（荻野）

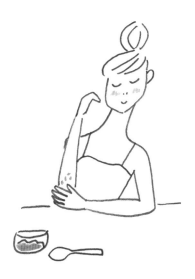

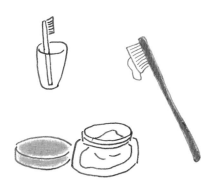

比想象中更清爽
牙膏

不仅可以预防蛀牙，
还能使牙齿变白

●材料/小苏打和椰子油各适
量，可按个人喜好加入1～2滴
薄荷等味道的精油
"小瓶子里倒入小苏打，再倒
入椰子油直到漫过小苏打。根
据个人喜好调整软硬度。也推
荐大家用来漱口。"（荻野）

※材料用量为1次用完的量。

让头发更易打理
发油

用毛巾擦干头发后涂上一层，感觉润滑无比

●材料/椰子油2大匙，蜜蜡5小匙，可可黄油1/2小匙

"把蜜蜡和可可黄油溶解在热水里，然后加入椰子油充分搅拌即可。没有一般发油的油腻感，抹完头发后手上多余的油还可以涂身体。"（荻野）

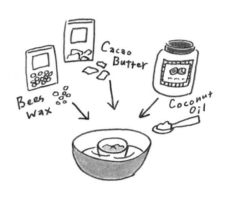

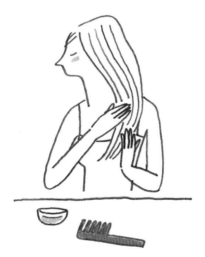

特殊护理
发膜

让受损的头发重新变得柔软

"用椰子油从头皮涂到发梢，等待10～15分钟。等待期间，以适当的力道按摩头皮，还能缓解眼部疲劳。10～15分钟后，用洗发水彻底冲洗，头发宛如重生一般变得很柔软。"（冈田）

每周敷1次，肌肤更水润
面膜

用2种材料保湿润肤，
同时提升肌肤状况

●材料/椰子油1小匙，甜酒1
小匙

"只要把椰子油和甜酒倒入容
器里，并充分搅拌即可。也可
把甜酒做成酒糟。如果要用酒
糟，就用椰子油的量来调整个
人喜好的软硬度。"（荻野）

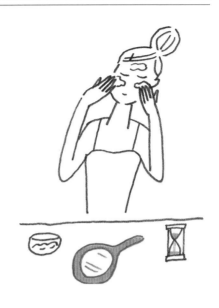

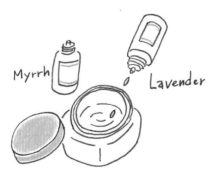

全身都能涂
护手霜

化妆包里的必备品。
送礼时也深得人心

●材料/蜜蜡1小匙，椰子油2
小匙，精油（薰衣草2滴，没
药1滴）

"混合蜜蜡和椰子油，将其放
入热水中溶解，溶解后倒入容
器。冷却后滴入精油，充分搅
拌即可。"（荻野）

还有很多种用法！
原创活用术

在此介绍一些来自椰子油爱用者们的推荐用法。

"可用来涂尿布疹，还可以用作婴儿润肤油。喉咙痛感觉要感冒的时候，把椰子油装在喷雾瓶里，朝喉咙里喷几下。据说油漱口不仅可以预防蛀牙，还能让牙齿颜色变白。"（加藤）；"我一直用来卸眼妆。当然也可以用来卸掉整张脸的妆容哦！"（冈田）；"下午用椰子油做个颈部按摩，可以重新打起精神。"（秋元）；还有很多人把椰子油装在小瓶子里随身携带，用作护甲油。椰子油似乎有各种各样的用法，每个人的用法都不一样。现在要进入家家都有一瓶椰子油的时代了。

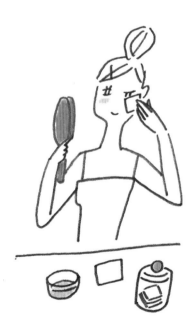

提升精油的功效
按摩油

摇匀后使用
是享受香气的秘诀

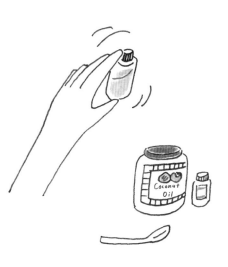

"建议可以根据当天的心情和
身体状况，在椰子油里加入
1~2滴精油。人一般是靠嗅觉
的本能判断喜好的，所以凭直
觉选出的精油具有较高的疗愈
效果。混合的时候，只要倒入
瓶子里摇匀，香气就会充分飘
出。"（冈田）

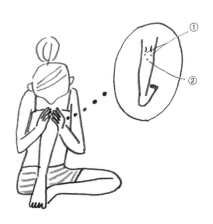

用精油变得更舒畅
用于腿部浮肿

推荐橙叶和迷迭香搭配使用

"涂抹混合精油后，用两只大
拇指轻揉膝盖后面①的位置，
松开后再按压②的位置。慢慢
按下去，两个位置各轻轻按压
90秒左右，肌肉就会得到放
松。最后由脚踝自下而上向着
膝盖后面一路摩擦上去，会感
觉很舒服哦。"（冈田）

Coconut Column

用椰子油制作的人气美妆产品

椰子油在有机美妆业界也是备受关注的一种添加成分。
从护肤到美妆，产品种类不断在增加。

COCOWELL

该品牌是椰子油美妆产品的代名词。润唇膏和香皂里含有的椰子油、蜜蜡、精油及其他成分全都是纯天然原料，具有超强保湿力。有机椰子润唇膏共5种，每支600日元；椰子香皂共5种，每块800日元。（COCOWELL 电话0120-01-5572）

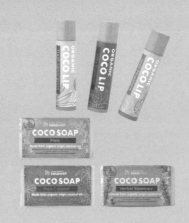

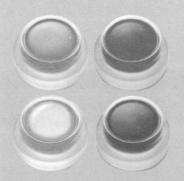

RMS Beauty

澳洲名模米兰达·可儿的御用化妆师成立的品牌。几乎所有的产品都有用到非加热制造的椰子油。包括唇颊两用膏、遮瑕膏等，3400日元起售。（Cosme Kitchen 电话03-5774-5565）

※标示价格为日本2014年11月时的不含税价格。

第 5 章

在椰子油大国
菲律宾学到的事情

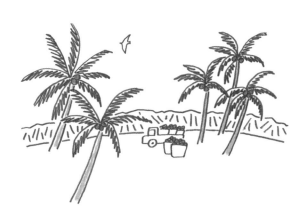

原产国现在变得如何？
再度前往菲律宾

　　此番正值本书出版，我去了趟椰子油大国菲律宾。在菲律宾，自古以来椰子油作为主要出口产品和生活的必需品一直受到人们的喜爱。然而，还是有廉价劳动力和中间商榨取利润等诸多问题的存在。作为椰子油经销者，我向两位椰子油专家请教了这些很久以前就关注到的问题。

　　首先，关于菲律宾的初榨椰子油，我请教了熟知椰子油历史和生产技术的费边·戴里托博士。

　　据说"菲律宾的椰子油产业历史悠久，18世纪在英国人开发的种植园内就开始了椰干的生产。椰干是干燥后的椰子胚乳（白色部分）。但当时生产环境很差，白色的胚乳都变成了褐色。为了使其无色无臭，便有了热处理和漂白工艺。"

　　由椰干提取的椰子油简称为 RBD（Refined 精炼、Bleached 漂白、Deodorized 除臭），在精炼过程中香味和营养都流失了。由于其价格低廉，多用于人造黄油和冰激凌的制作原料。

　　而现在备受瞩目的初榨椰子油简称为 VCO（V=Virgin、C=Coconut、O=Oil），和由椰干提取的椰子油完全不同。VCO 完全不使用化学药剂，从新鲜的椰子胚乳压榨提取。

　　据称"尤其是在低于 60℃的低温下压榨的椰子油，被标注为冷压（cold press）。由于未经化学精炼，因此月桂酸等营养成分基本上都被保留下来。"

　　在菲律宾，约 15 年前人们开始关注椰子油的健康功效，进行了各种研究。戴里托博士介绍说："现在由政府的椰子署带头，正在从医学和生物学方面对椰子油的各种实用性展开研究。"

日本的产品标签是如何标示的？

在日本，产品标签上有无"extra virgin（特级初榨）"字样是人们选择椰子油的标准之一。然而，在菲律宾，产品上几乎都印有"VCO"，却看不到"extra virgin"的字样。放眼全球，椰子油不同于橄榄油，没有做出定义并进行监管的部门，因此目前特级初榨和初榨的叫法也未被统一。

也就是说，各厂商可以随意标注"extra virgin"！在日本，通常把"未使用椰干"的椰子油标为"extra virgin"。顺带一提，在日本，RBD 多以"植物性油脂"和"YASHI 油"（日文原文：ヤシ油，即指椰子油）等名称被广泛用于加工食品中。因其经过 200℃以上高温化学处理，所以几乎没有香味和营养成分，完全不同于 VCO。

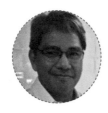

费边·戴里托博士
马尼拉雅典耀大学理学院科学与工程专业博士。
著有 *Coconut Oil: FROM DIET TO THERAPY*，该书阐述了 VCO 的历史和有效性。

椰子农户的现状

随后我见到了致力于让椰子农户脱贫的菲律宾椰子协会会长卡斯蒂略先生。

卡斯蒂略会长介绍说："简单来说，椰子农户的形态分为三类，大地主、小作坊和拥有土地的小型农户。为数不多的大地主拥有辽阔的土地，廉价聘用小作坊为其工作。除了大地主，椰子农户约有 400 万人，其中 80% 是没有土地的小作坊，20% 是小型农户。"

小作坊拼命工作，但没有任何保障。如果从树上摔下来，几个月都无法工作，连本就微薄的收入也没有了。此外还有拥有小型农场的农户，但他们的生活也非常不乐观。

拿拥有 1 公顷农田的小型农户来打比方，通常以一个椰子 3 ~ 5 比索（约人民币 0.43 ~ 0.71 元）卖给中间商。平均每月可以从 1 棵盛果期的椰子树上摘到 25 个椰子，1 个月的收成约为 600 个，那么一个月的收入为 2400 比索（约人民币 341 元）。这还只是顺利丰收的情况下，自然灾害对收成的影响也很大，

※1比索=0.14元人民币（2016年8月25日当天汇率）

所以现实状况是他们的收入并不稳定。

以每个 3 ~ 5 比索（约人民币 0.43 ~ 0.71 元）收购来的椰子被卖到生产工厂前会经过 2 ~ 4 家中间商，有时甚至以每个 50 比索（约人民币 7 元）的最终价格卖给生产工厂！一个椰子可以压榨出 70 毫升左右的 VCO。非互惠贸易进口的普通椰子油，在日本卖 1000 日元（200 毫升装约人民币 65 元）的话，菲律宾的小型农户只能得到 30 日元（约人民币 2 元）的收入！这让我感到十分震惊。

卡斯蒂略会长表示："尽管现在椰子油风潮兴起，需求增加使价格蹭蹭上涨，但遗憾的是，贫困农户的生活没有任何改变。请大家也思考一下，涨价部分的钱究竟去哪里了？"

如果你对生产背景也有兴趣！

也许日本人会感觉"贫困"这件事事不关己，但我在菲律宾经过了解后，知道"贫困"的后面，还面临着各种问题。

现在在发达国家正刮起使用椰子油的风潮，然而小作坊和小型农户的生活并没有得到什么改善。这是由于椰子油产业许多中间商榨取利益所致。低收入家庭的孩子连接受教育的机会都没有。

我为了经销椰子油初到菲律宾时，了解到日本的椰子油经销公司对产地背景一无所知的原因，在于其中有太多中间商的存在。如果厂商和消费者只关注椰子油成品和价格，对于背景却毫无兴趣，那么椰子产业不会有任何变革。消费者对生产背景感兴趣，知道是谁生产的、怎样生产的问题之后再行购买，我认为这是很重要的。真心希望能通过椰子油，让更多贫困家庭的孩子们有接受教育的机会。

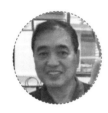

卡斯蒂略先生
菲律宾椰子协会会长。该协会旨在以农户的经济独立为目的，开发新的椰子产业，并致力于生产椰子糖等具有附加价值的产品。

虽然为椰子油风潮感到开心……

无论哪个时代，只要某种商品流行起来了，厂商都会紧跟风潮，急于寻找供应商并进行大规模生产。现在椰子油在全世界人气高涨，供不应求。因此在产地，人们也在拼命争抢椰子。我发现有些人为了解决这个问题，研究起了非自然的品种改良方法，只为更快、更高效地进行采收。但我个人觉得这是不对的。

我认为从大自然获取恩惠，能让我们的身心得到滋养。为了优先满足需求而人工开发出来的椰子，能让吃的人身心感到满足吗？现在，菲律宾的椰子树出现介壳虫虫害问题，当务之急是寻求解决对策。由于是和农户生活密切相关的问题，因此情况很严峻。我对生物学一窍不通，但我不禁怀疑这种害虫的出现不就是源于非自然品种改良对生态环境的影响吗？

用线连接，而不是点对点连接

把椰子油的瓶子拿在手里，脑子里想象着生产背景……我觉得很少会有这样的人吧。看到有机 JAS 认证标志知道这是有机的就放心了，或者看到"extra virgin"几个字就决定"买这个"了。通常都是这样的吧，然后比比容量和价格选择购买。在销售椰子油以前，我也从来没有想象过产品的背景等问题。但自从开始销售椰子油以后，我觉得非常有必要在销售产品的同时，把产地、生产厂商和进口过程等信息传递给消费者。

有些椰子油工厂的经营者，对椰子树和种植土地以及冒着生命危险摘取椰子的人们毫不关心，只关心满足客户要求的采收数量。从改良品种或喷洒过杀虫剂的椰子树上摘得的椰子的安全性等，对于这些跟眼前利益无关的事毫无兴趣。当我得知这样的产业现状时深受打击，不过细细想来，他们这么做也是为了配合我们发达国家的市场需求而已。日本的消费者一味追求价廉物美的话，有可能会让贫困人群的生活变得更为艰难。我觉得千万不能忽略这一点。

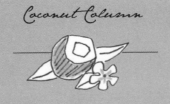

想更多了解椰子油！④

对"为什么不同的椰子油价格会差这么多？"
一问的回答！

"越贵的东西越好"的幻想

大家肯定会下意识地认为"高价＝高品质"吧？然而价格高昂的理由有三点，即制造方法、流通过程和经营目的。

第一点，制造方法。考虑到制造所需时间和劳动力，一般是按干燥压榨法（expeller）→远心分离法→发酵分离法的顺序，价格逐一提高（详情请参考 P111）。有些厂商不标明制造方法，明明是用干燥压榨法制造的，销售价格却和发酵分离法的一样，大家需要有所注意。

第二点，流通过程。从原产国直接进口的产品和经美国转运进口的产品，价格是不一样的。这与品质无关，而是由经手公司多少所造成的。

第三点，经营目的。即该公司通过产品以求达到的目的。例如，如果是追求公平交易，就不会跟农户杀价，那么产品价格也就提高了。或者，如果某公司把增加收益放在首位，那么价格就会是确保了利润之后的数字吧。

可以确定的是，流通过程越是简单，就越容易了解到生产背景。价格和品质未必成正比。希望大家能记住这点，在购买商品的时候擦亮眼睛，能鉴别出好坏。

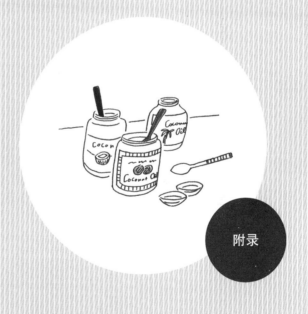

附录

椰子油的选择方法&推荐产品

帮助选择椰子油！
教你认识产品标签&推荐产品

市场上有形形色色的椰子油产品，容量和价格各不相同。购买时该关注哪些方面来进行选择呢？接下来我会向大家逐一介绍，可供大家作为寻找心仪椰子油产品时的参考。

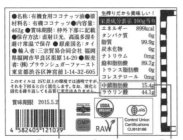

③月桂酸 ①认证标志 ②中链脂肪酸

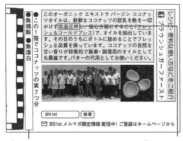

⑤无精炼、无漂白 ④低温压榨

※上图是Brown Sugar 1st.公司经销的"有机特级初榨椰子油"的产品标签。并非所有商品都会标明与上图相同的项目。

① 有机认证标志

推荐购买取得日本或美国等国家认定的认证标志的商品。该标志既证明了未使用化学肥料和农药，也证明了卫生管理确有落实到位。具有代表性的是"有机 JAS"和"USDA ORGANIC"，经第三方认证机构认可，已达到各认证制度的严格标准。

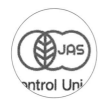

【有机JAS】
经注册认证机构认可，生产过程符合日本农林水产省制定的"有机JAS规格"。

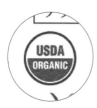

【USDA ORGANIC】
证明产品是严格按照美国农务省"USDA"的规定所生产的。

② 中链脂肪酸

中链脂肪酸进入体内之后迅速变为能量，有助于增加免疫力和提高新陈代谢，是不易作为脂肪堆积在体内的脂肪酸。既有提高基础代谢的作用，又能变为活化大脑的酮体。其含量有时会和③月桂酸的含量一并计算而标注在一起。

③ 月桂酸

月桂酸占椰子油成分的 20% ~ 50%。是母乳里含有的抗菌物质的一种，有助于增强免疫力。推荐购买每 100 克里含有 40 ~ 50 克月桂酸的椰子油。

④ 低温压榨

在生产过程中不经高温干燥处理，而是靠压榨提取所得。该生产方法不易让营养流失，味道又好。有时标注为冷压（cold press），通常低温是指低于 60℃。不过由于低温压榨并不等于生食（raw food，未加工过的生食材），有生食习惯的人最好咨询一下生产厂商比较放心。

⑤ 无精炼、无漂白

在生产过程中不进行化学精炼和漂白工艺。因为没有多余的处理，所以月桂酸等有益健康的成分几乎没有流失，还能享受椰子油独有的味道和香气。

我想在此就制造方法做些说明。首先，现在在日本最为常见的是干燥压榨法，是把胚乳（白色部分）干燥后压榨并提取椰子油的方法。因其制造计划简单，因此价格低廉，特征是香味浓郁。其次是远心分离法，即通过远心分离机把从生的胚乳压榨出来的椰奶制作成椰子油。由于未经加热，可直接生食，保留了新鲜的原味。最耗费时间和功夫的是发酵分离法，从生的胚乳压榨出来的椰奶在室温下放置 24 小时，待油和水分层后将油捞出。口感略带酸味。每个人口味不同、喜好不同，不过价格是按照 干燥压榨法 → 远心分离法 → 发酵分离法 的顺序逐一提高。

本页与下一页表格的阅读方法

产地/厂商　泰国/日本
Brown Sugar 1st.
有机特级初榨椰子油

产品名称

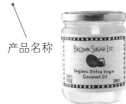

荻野的点评
摘取后当日加工，所以非常新鲜！原味香甜，也受到不喜欢椰子油香气的人们的好评。

🅐 已取得的有机认证

🅑 制造方法（加工时的最高温度）

🅒 品牌所在国家

🅓 月桂酸含量

🅔 产品理念

🅕 销售开始时间

🅖 可购买的地方

🅗 容量和价格

🅘 咨询窗口/公司网站主页

产地/厂商　泰国/日本

Brown Sugar 1st.
有机特级初榨
椰子油

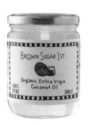

Ⓐ 有机JAS、USDA ORGANIC

Ⓑ 远心分离法（非加热）

Ⓒ 日本

Ⓓ 44.1%

Ⓔ 由于从签约工厂直接进口，因此生产透明化

Ⓕ 2013年4月

Ⓖ 成城石井、伊势丹、网络销售等

Ⓗ 462克/1600日元（346日元/100克）

Ⓘ Brown Sugar 1st.股份有限公司
http://www.organic1st.jp

荻野的点评
椰子摘下当天立即加工，因此非常新鲜！具有独特的微甜香气，连不怎么喜欢椰子香气的人也大为好评。
※2014年12月之后更新了包装。

产地/厂商　斯里兰卡/英国

COCOFINA
有机特级
初榨椰子油

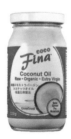

Ⓐ 有机JAS

Ⓑ 压榨法（低于55℃）

Ⓒ 英国

Ⓓ —

Ⓔ 特点是拥有好似坚果的香气。获得英国Great Taste大奖。

Ⓕ 2014年10月

Ⓖ 成城石井、亚马逊等

Ⓗ 300克/1480日元（493日元/100克）

Ⓘ Brown Sugar 1st.股份有限公司
http://cocofina.jp

荻野的点评
该品牌总经理雅各布是个不折不扣的椰子油狂热者。他熟知加工方法，该产品是他的得意之作。保持了椰子油原有的香味，推荐用来做点心等。

※此处介绍的商品都是食品。并不保证能发挥前述椰子油所含成分的功效。

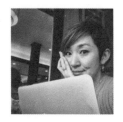
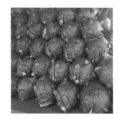
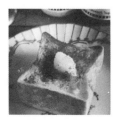
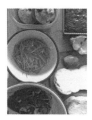
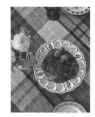
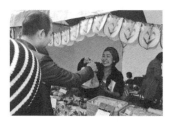
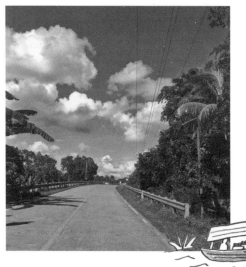
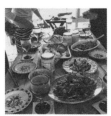
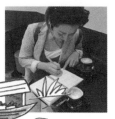

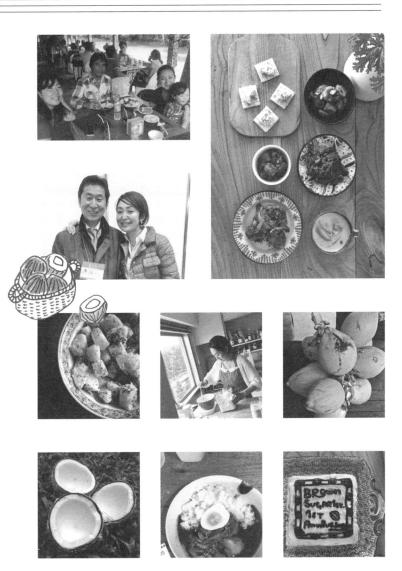

实现梦想！

2012 年我刚接触到椰子油时，在日本都找不到有卖椰子油的零售店。"这么好的油却哪里都没有卖，实在太可惜了！我要让更多的日本家庭食用到椰子油！"为了这个想法，我一心一意努力至今。如今，许多杂志和电视节目都在介绍椰子油，使用椰子油的人不断增加。我当初只是想："只要有顾客想用，那我就得把椰子油进口到日本才行！"

然而，打个比方，我拜托还有往来的加工工厂增产，工厂就会进行高额的设备投资以增加供货量。如果需求不断增加上去当然很好，可万一这人气只是一时的会怎样呢？工厂倒闭，工人们失业。不能为了日本人的一时兴起，就给生产厂商带去麻烦。

我也曾想到过寻找其他生产厂商进行量产，搞一个价格不贵味道一般的二线产品。但心里总觉得不舒畅。于是重新考虑"自己到底想干吗？"发现其实此时我的梦想已经实现了！

"我想把椰子油送到日本每家每户的餐桌上！"这么想着而开始进口销售椰子油，如今已持续了大约 1 年半。多亏了诸多食品公司都进入到椰子油市场，现在在日本也可以买到各种产品。椰子油是一种很棒的油，既有益于制作者，也有益于食用者。正因如此，我希望如今的风潮不是短暂一时的，希望椰子油作为一种经典食品受到人们喜爱。我切实地感到为此我们要生产出更好的产品，同时要好好珍惜生产者才行。

2014 年 11 月
荻野 碧

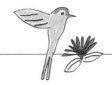

日文原版工作人员

书籍设计：五味朋代（Phrase）

摄　　影：小林纪雄

插　　图：加藤美苗

料理造型：渡边有纪

编辑助理：山崎润子、渡边有纪

*参考文献：《椰子油健康法》布鲁斯·法伊夫　著　三木直子　译（WAVE出版社）
　　　　　《养育生命的椰子油！》（健康Journal出版社）